打開天窗 敢説亮話

HEALTH

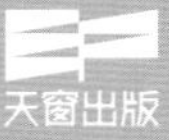

罕見病·同理心

香港罕見疾病聯盟 編著

目錄

第 4 章　踏上希望大道

第 5 章　罕病政策點評

推薦序

與罕見病患者攜手共進

立法會議員，民建聯副主席
葛珮帆女士 SBS JP

在香港諸多繁雜的社會事務中，罕見病一直未被重視，亦未有為罕見疾病制訂定義及相關醫療政策，難怪被稱為「孤兒病」。

香港有數以十萬計的罕見病患者，他們的生命長短以「天」計算，時刻都在與死神搏鬥。患者本身及家人都在承受巨大壓力，長期照顧者的身心疲累更不足為外人道。我期望政府及社會各界加強支援罕病患者及其家人，舒緩他們所面對的困境和壓力。

自香港罕見疾病聯盟成立以來，我一直與他們溝通交流，積極瞭解患者的境況和訴求，並與議會的同事們組成「罕見病癌症關注組」，透過立法會內外渠道向政府提出建議，促使相關政府部門回應和注視罕見病患者的需要和訴求。在各方攜手努力下，近年醫管局為罕見病患者提供的服務有所提升，創新藥物的使用和資助也逐步改善，種種轉變令大家欣慰。

過去幾年，內地中央政府強力主導，實行多部門多措並舉，在診斷、治療、篩查、藥物研發、用藥保障等層面全方位地回應了罕病患者的訴求，在罕病工作領域短時間內實現了中國特色的跨越式發展。許多有效舉措和實施方法，都值得香港政府和民間學習、參考和借鏡。

香港正進入由治及興的新時期，在發展經濟、改善民生方面，罕見病應該受到更加廣泛和深入的關注，真真實實地提升患者及其家庭的安全感、獲得感、幸福感！

「健康中國，一個也不能少！」我和我的同事們會秉持承諾，繼續在議會內外為一眾罕見病患者發聲，與他們攜手前行，為爭取他們的福祉不懈努力！

2024 年 3 月

推薦序

病症罕見，關顧常在

香港大學李嘉誠醫學院院長
劉澤星教授

每年二月的最後一天是「世界罕見病日」。特別選擇二月實係其獨特的月份天數，恰也凸顯出「罕見」的特殊意義。

所謂「罕見」，取決於疾病的盛行率。但據世衛推算，全球約有四億人正受到多達 8,000 種罕病的影響，究其總量絕非罕見。由於部分疾病與免疫系統的遺傳缺陷相關，身為風濕及臨床免疫科醫生，我也得以接觸到一些罕病患者，當中包括罹患皮肌炎、硬皮症以及遺傳性血管性水腫 (HAE) 的「孤兒」。

針對 HAE，我與同僚至今幫助了約 50 位病人。他們大都歷經波折，反覆求醫方才遇到轉機。現時 HAE 仍無法根治，患者唯有依靠一款皮下注射藥物來舒緩徵狀。面對高昂的藥價，曾有患者在病發時選擇忍痛不注射，團隊聽聞後皆不勝唏嘘。這些經歷也令我們更加堅定地憑藉專業與同理心支援罕病家庭。

全面關顧、重視「人」的價值及健康公平，歷來是港大醫學院培育醫護專才的根本。尊重患者與家屬的權利和尊嚴，理解他們的處境和感受，才可以建立互信，更好地為他們服務。如今，精準醫療、「1＋」新藥審批機制等都為罕病患者帶來希望的曙光。但要真正達致及時發現、積極治療、改善癒後，仍需要策略性規劃，鼓勵不同持份者同心協力，包括立法、完善支援政策，加強醫研創新與區域合作，設立罕病協助網絡，加深各界對病症的認識等。

我們每個人的生命歷程，都會經歷病痛與困難。因此，我們都應常懷同理心，攜手建構一個關愛、共融的社會，以實現對罕病患者真正的公平，不讓任何一個人掉隊。

2024 年 3 月

推薦序

燃起希望之炬

中大醫學院院長
趙偉仁教授

感謝香港罕見疾病聯盟（以下簡稱「罕盟」）的邀請，讓我有機會為罕盟成立十周年紀念文集《罕見病．同理心》撰寫序言。

罕盟的成立是香港醫療界和社會關注罕見疾病的重要里程碑。雖只是短短十年，但他們的努力已取得了不少重要成果。透過他們積極開展的宣傳和教育活動，公眾對罕見疾病的認識和理解得以提升，這大大有助於醫護人員、學生和社區大眾建立及早識別的能力。罕盟又推動改善罕病政策和服務，增加社會各界對罕病患者和家屬的支持，並透過國際交流與合作，幫助香港與其他地區共享最佳的實踐和經驗，提升罕病的治療和管理水平。

《罕見病．同理心》出版意義非凡，不僅是記錄罕盟的發展歷程，標誌着它的成長和努力；更能幫助讀者了解各種罕見疾病的特點和挑戰，以及探索罕病政策和服務的改善方向。這些內容不僅能豐富大眾對罕病的認識，還能啟發我們去思考如何更好地支持和照顧罕病患者。罕病患者和他們的家人需要得到與其他市民同等的尊重和保障，罕盟的努力對患者和他們的家人而言實在是別具意義。

我衷心希望《罕見病．同理心》的出版能夠觸及更廣泛的讀者群體，特別是年輕一代，提高他們對罕病的認識，培養他們的同理心和社會責任感。每個生命都非常寶貴，罕見疾病需要社會各界的持續關注。讓我們攜手合作，為罕病患者燃起希望之炬，締造一個更包容和關懷的社會。

2024 年 3 月

推薦序

現代的約伯

香港大學李嘉誠醫學院
兒童及青少年科學系臨床副教授
鍾侃言醫生

最近獲邀為香港罕見疾病聯盟推出的新書《罕見病·同理心》撰寫序言，本人深感榮幸。罕盟近年在《東方日報》專欄「罕罕而談」發表觀點文章，提升了大眾對罕見病的認知，以共建一個對罕見病病人包容及尊重的社會環境。「罕罕而談」是個很吸睛的平台，內容無所不包，不論是個人意見、生活感受抑或是罕盟的工作進展，乃至與海外有關的交流，娓娓道來，都使人印象難忘。筆耕十年，拋出的心力殊不簡單。正所謂「人生有幾多個十年呢」！

香港在罕見病方面的發展落後於人，長路漫漫，要追上海外發達國家的水平，我們還要加倍努力應對罕見病既艱辛又昂貴的治療之路。醫護人員、科學家、病友和其他持份者亦要努力不懈、同心同德，攜手走向康莊大道。

香港罕見疾病聯盟推出的新書《罕見病 · 同理心》令我想起《舊約聖經》《智慧書》中的《約伯記》。故事主人翁約伯是神眼中最正義的罕見病病人。他不怨天，不尤人，是病友們的榜樣。我們要保持希望，堅定信念。祝願《罕見病 · 同理心》面世，一紙風行，爭取到別人的愛心和同理心。

2024 年 3 月

前言

十年的奮鬥

罕盟會長
曾建平

罕見病，故名思義，是少見也即是少人患的病。雖然每種罕見病患者人數稀少，然而已查明的罕見病逾 8,000 多種，估計全球罕見病患者超過三億多人，人數不少於世界第三人口大國——美國。

罕見病往往影響全身多個器官和系統，造成永久殘障。患者除了承受身體痛苦外，精神、經濟、日常生活等的壓力均非一般人所能感受。

由於少見，醫學界對罕見病的認知遠不如常見病，藥物研發成本高昂且市場極窄，加上功利社會講求以最少資源追逐最大效益，在醫院、大學、藥廠、政界甚至公益慈善機構的議程中，罕見病都得不到重視，甚至可有可無。罕見病患者宛如社會的「孤兒」，陷入診斷難、治療難、用藥難的「三難」境地。

2014 年，一群罕病患者、照顧者和關注者攜手組成「香港罕見疾病聯盟」(罕盟),代表罕病患者與各方伙伴協作,了解現有醫療和社會服務與受助者之間的期望落差,合力為患者謀福祉。有賴各方的支持和協助,我們由 2023 年 4 月起,在《東方日報》開設「罕罕而談」專欄,以淺白易明的短文,每週一次與廣大市民分享罕見病的方方面面,旨在普及罕見病的知識和資訊。這幾十篇短文的撰稿人有患者、照顧者、專科醫生、學者等等,內容廣泛,行文精要,易讀易懂。

適逢今年是罕盟成立十周年,有幸「天窗出版社」與我們合作,把幾十篇短文結集成書,為廣大讀者提供罕見病的普及知識,也藉此作為向罕盟十周歲的獻禮。

謹此衷心感謝所有為這本文集提供文稿和美術作品、編輯、設計和出版的朋友們!

2024 年 3 月

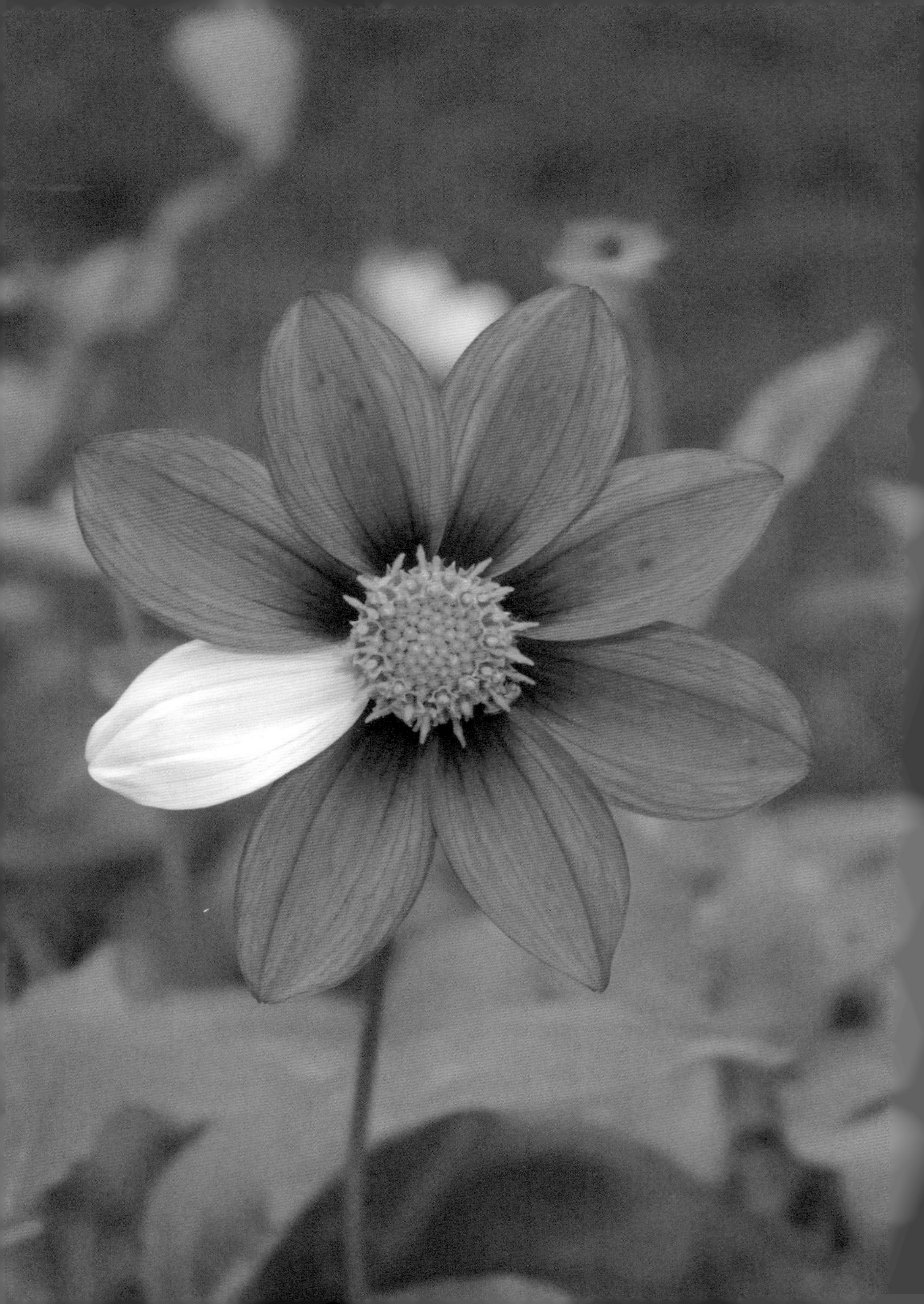

第 1 章
撥開「罕病」迷霧

「罕病」是什麼？ 想像一天，突然被告知確診罕病。你步出醫院，腦袋一片空白，開始試圖從書籍和網絡找出關於罕病的一切……

1.1 罕病與你，息息相關

罕盟會長　曾建平

什麼是罕病？

「罕見疾病」(「罕病」) 泛指患病率極低、患者人數極少的疾病。現時香港政府以「不常見疾病」來稱呼「罕見疾病」，且沒有官方定義。儘管如此，香港確實有不少罕病病例，其中較多人認識的包括：黏多醣症、龐貝氏症、天使綜合症、白化病、馬凡氏綜合症、雷特氏症、結節性硬化症、小腦萎縮症、脊髓肌肉萎縮症、法布瑞氏症、高雪氏症和視網膜色素病變等，大部分屬基因遺傳病。

你我都有機會罹患罕病

根據港大醫學團隊於 2018 年發表的研究報告，香港有 1.5% 的人口 (約 111,000 人) 患上罕見疾病，每 67 人中即有 1 人患病。雖然每一種罕病的個案數目不多，但總數實在不容忽視。

罕病多數是由**遺傳基因缺陷**或**基因突變所致**，屬於先天疾病。另有某些罕見病，是由常見病引發的，屬於後天疾病，例如「類風濕關節炎」可併發出罕見的「間質性肺病」。絕大部分罕病都會對患者的健康構成嚴重及長期的威脅，部分甚至會致殘及致命。

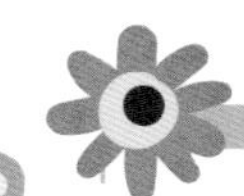

罕罕而談

「遺傳基因缺陷」與「基因突變」

「遺傳基因缺陷」與「基因突變」是罕病的兩大成因，兩者都會導致新生兒基因異常。機率雖低，基因異常卻是每一個新生命誕生都需要承擔的風險。

我們人體約有 25,000-30,000 條基因，當婚孕的男女不幸擁有同一隱性致病的基因，或是某一方有家族遺傳病史，或是基因偶發地產生突變，下一代都可能出現基因異常的罕見疾病。

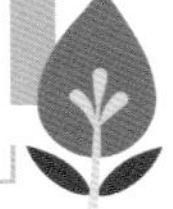

很多人或會認為，罕見病只屬一小撮人的事；健康正常的人，更會覺得罕病事不關己，何須關心。然而，這些觀念都是源於對罕病的認知不足。事實上，罕病的發病年齡因人因病而異，從剛出生到老年都有可能，其中五成是成年後才病發。故即使無家族遺傳病史，向來身壯力健的人，也不等於完全沒有患病的機會。

全球罕病患者人數多於美國總人口

罕病目前無一個統一並被全球各地一致採納的定義。例如美國及南韓均按「國內罕病患者的總數」作為罕病的界定準則（美國為少於 20 萬人、南韓為 2 萬人或以下）；歐盟、澳洲及台灣則以「每 1 萬人中有多少名患者」作為罕病的界定準則（歐盟及澳洲是每 1 萬人中少於 5 人，台灣則是每 1 萬人中少於 1 人）；日本則根據「患者佔總人口的比例」計算患病率，患者人數少於總人口 0.1% 的病症即列為罕見疾病。

雖然中國內地目前仍未有為罕病作出明確定義，但國家衛生健康委員會在 2018 年 6 月公佈《中國第一批罕病目錄》，把 121 種病列為罕見疾病；以及於 2023 年 9 月公佈《中國第二批罕見病目錄》，新增 86 種罕見疾病，並把相關藥品和生產廠名單列出，以名錄的方式處理罕見病。

放眼全球，每一種罕病的盛行率雖然極低，但據世界衛生組織推算，全球約有四億人口正受6,000至8,000種不同的罕病影響，比美國三億總人口還要多，所以罕病患者絕非少數族群！人人皆會有患上罕病的風險，或遇上受罕病問題困擾的身邊人。罕病與我們息息相關，亦唯有加強研究、提供更好的醫療和社會支持，罕病患者才可以獲得更光輝的未來。

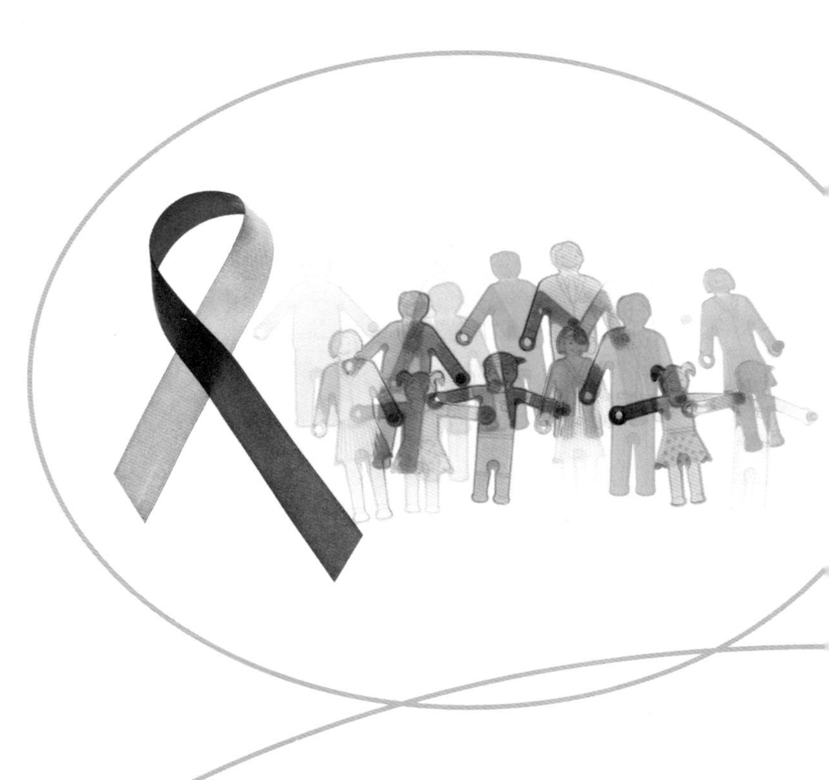

1.2
病以「罕」為貴？

罕盟會長　曾建平

「物以罕為貴」是常識。談起疾病，其實也是以罕見為「貴」，但不是「珍貴」，而是「昂貴」。貴在哪裡？

藥費貴

首先是藥費高昂兼且難求。因為罕病患者人數少，罕病藥物的使用者自然也少，故較少藥廠願意投資開發，價格便相對更高。加上世界貿易組織於 1994 年通過《與貿易有關的知識產權協議》，藥廠自行研發的原廠藥，一般享有 20 年專利權保護，這導致藥物定價屢創新高，一年藥費可高達數十至數百萬元。如無政府的幫助，一般家庭豈能承擔？

發展罕病藥物，對常見病其實也有一定好處，這是因為有些疾病在發病機制上存在相似之處。隨着精準醫學的發展，診治主要針對病因，兩種不同疾病如病因相同，便有機會用上相同藥物，節省成本和時間，同時提供了一種替代治療的選擇。例如一隻在香港研發、主治罕見癌症的藥物，也可用來醫治類風濕關節炎，近期該藥已進入三期臨床測試。

儘管香港的確設有醫療安全網及經濟援助機制，醫院管理局的《醫管局藥物名冊》機制卻非常講求成本效益，以致大部分每年藥費高達數十至數百萬元和適應症較少的罕病藥物都難以被納入《藥物名冊》，造成「有藥無錢醫」的慘況。即使個別經濟能力較佳的病患者可透過**「指定患者藥物使用計劃」**引入未經註冊的藥物使用，但卻需長期面對沉重的經濟負擔，最終或會因病致貧。

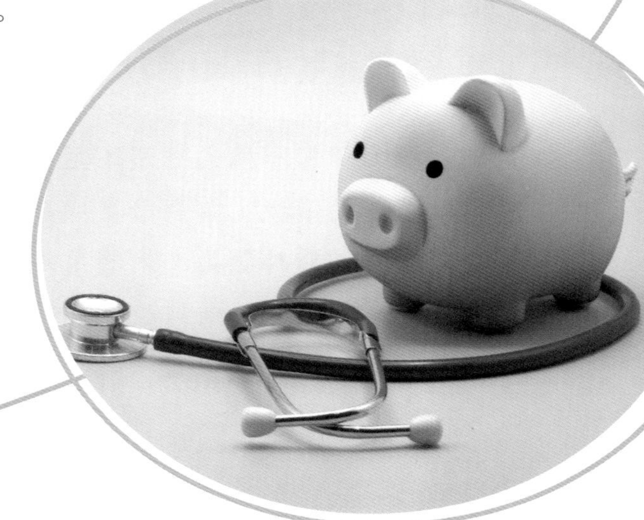

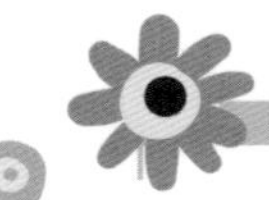

罕罕而談

指定患者藥物使用計劃 (Named Patient Programme)

考慮到新藥註冊需時，衛生署有提供「指定患者藥物使用計劃」(Named Patient Programme) 予醫生入紙申請，讓個別病人得以在緊急或特殊情況下使用未經註冊或《藥物名冊》以外的藥物，提高用藥彈性。可惜其申請為獨立個案形式，步驟繁複費時，也缺乏藥費資助，非一般病人能負擔。

「社會代價」貴

其次，是漠視罕病問題所衍生的「社會代價」高昂。

由於普羅大眾對罕病的認識不足，不少人對罕病有某程度上的誤解及偏見，罕病患者成為被社會孤立的一群，承受多方面的精神壓力。他們危疾纏身，被疾病影響外觀或造成肢體殘缺，面對長期病痛，往往更要承受別人異樣的眼光。加上病患者缺乏適切及時的診斷及支援，工作和學習均受影響，因而容易產生內疚和自責心理，甚至引起婚姻、社交及精神等問題，令「身病」憋成「心病」。

此外，一人患罕病，全家受困擾。有不少罕病會導致殘障，使患者喪失自理和工作能力，其他家庭成員或會因為需要照顧病患者而辭去工作或轉為兼職，令家庭負擔百上加斤，身心靈健康不斷耗損。有研究顯示，罕病家庭的失業及貧窮率均遠高於全港平均水平。家庭收入減少，對社會福利的需求自然會增多，亦對社會保障網造成負擔。

相反，如果我們可以為罕病患者提供及時和適切的治療，當中有部分人是可以繼續工作的，無需靠綜援渡日，亦可減少對照顧者的依賴，釋放更多勞動力，有助減輕勞動人口萎縮對香港經濟增長的壓力。

「人」才是最寶貴的！

由於香港沒有專為罕病而設的醫療政策和配套服務，在講求平等、低成本和高效益的醫療制度下，罕病患者只能與屬於大多數的非罕病患者「平等地」分享醫療服務，以致他們的特殊需要經常備受忽視。

大部分罕病是由遺傳缺陷引起，惟香港現時已接受臨床遺傳學訓練的專科醫生有如鳳毛麟角。由於病例少，加上醫護人員對罕病的認識和警覺性不足，無數患者要經歷長年累月的奔波，接受多個不同專科的診斷，甚至需要把化驗樣本送往海外檢測，始獲確診；甚或始終未能確診，延誤救治，求助無門。

其實，只要得到適切診治和關懷，罕病患者仍可過上有質素的生活，發揮個人才能和貢獻社會。政府如能透過有系統的政策規劃，制定應對罕病的短、中、長期措施，幫助罕病患者及早得到適切治療，獲益的不單是病人本身，還有其家庭和整體社會。

因此，一班患有不同罕病的病友和照顧者決定團結起來，於 2014 年 12 月成立了「香港罕見疾病聯盟」（罕盟），旨在提升各持份者和大眾對罕病的認知，推動改善罕病政策和服務令罕病患者的醫療、社會支援、教育、生活等各項基本權利與其他市民一樣得到尊重和保障。欲了解更多，請參閱本書附錄。

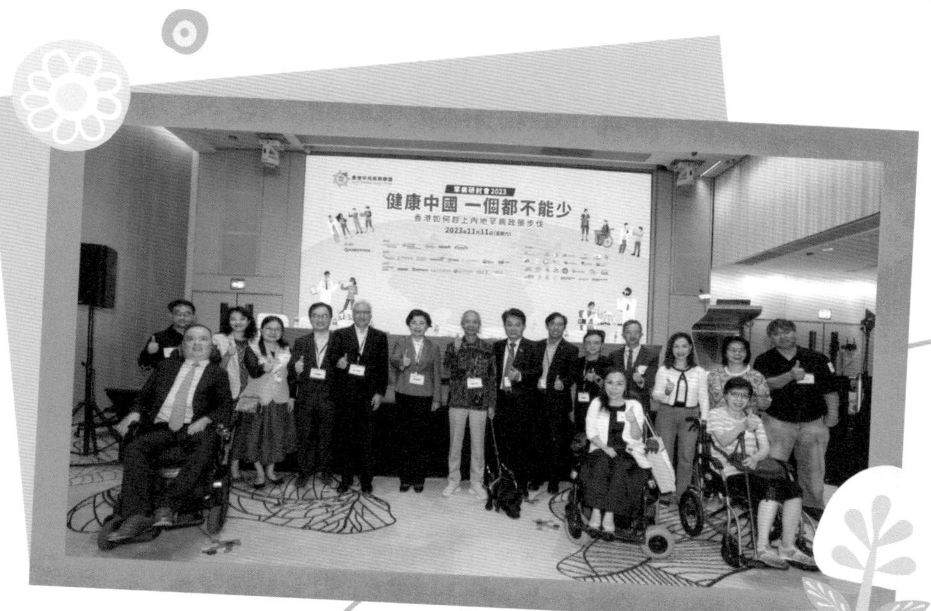

香港罕見疾病聯盟主辦之活動合影

1.3 被制度遺忘的人

罕盟會長 曾建平

根據彭博健康護理效率指數，香港醫療系統的效率多年來都位列世界第一。惟這套享譽國際的醫療系統，卻未能適切地照顧到十多萬罕病患者的需要，我們的求醫之路往往是難關處處。今天且讓我用其中一種罕見病「低磷酸酯酶症」(Hypophosphatasia/HPP) 為例，說明罕病患者經常會遇上的三大難關。

第一關：正確診斷

第一關是正確的診斷。大多數罕病患者的求醫之路都是難關處處。由於病例少，醫護人員對罕病的認識和警覺性不足，加上專科門診的輪候時間漫長，一個罕病患者平均需要五年時間、七個專科醫生才可確診。有些更罕見的病例，患者幾乎跑遍所有專科仍未能找到病因。

以 HPP 的情況來説，它是一種遺傳性的代謝病，患者因其磷酸酯酶活性過低而導致骨骼軟化，並影響生長發育、運動、呼吸等生理機能。然而，由於 HPP 臨床表現的嚴重程度具有很大差異，當中有些症狀與其他疾病相似，加上本地醫生對此病認知不足，故患者常被誤診或漏診。調查顯示，若未能及時得到治療，58% 兒童 HPP 患者會在 1 歲時死亡，一般有症狀的患者在五年內的死亡率則高達 73%。

第二關：覆診

第二關是覆診。超過九成的罕病無藥可根治，一般只能頭痛醫頭、腳痛醫腳，以物理治療、藥物輔助等方式來減輕病患帶來的不適和延緩病情惡化的速度。不少患者多種器官及身體機能均出現不同程度的病變，故覆診時需遊走於多個專科，小則數科，多則十數科，有時更要跨區求診，令患者和照顧者疲於奔命，嚴重影響生活質素。

第三關：等候用藥

第三關是等候用藥。有患者好不容易才等到具針對性的新藥面世，但能否用藥尚是未知之數。如患者有能力長期負擔每年數十至數百萬元藥費，大可經醫生向衞生署申請，儘快用到未經註冊的藥物。否則，從新藥面世到在港註冊，再列入《**醫管局藥物名冊**》供醫生處方，乃至供應予合資助資格的病人服用，動輒十年八載。患者即使等到用藥的一天，也早已錯過治療最佳時機，醫療成效大打折扣。

罕罕而談

《醫管局藥物名冊》

醫管局自 2005 年 7 月起實施《藥物名冊》，統一了公立醫院和診所的藥物政策和用藥。藥物納入《藥物名冊》後，會按照統一標準價格收費；一旦藥物太過昂貴，醫管局亦會透過安全網提供資助。目的是保障病人的權益，確保每個市民不會因經濟差異而得到不一樣的治療待遇。

以 HPP 為例，在針對性藥物發明前，患者得依靠不同專家團隊（如兒科醫生、矯形外科醫生、牙科專家和其他醫療保健專業人員等）根據因個體而異的特定症狀和併發症進行對症治療。直到 2015 年，新藥「阿司福酶 α」注射液面世，它是一種「酶替代治療」，透過替換缺陷的鹼性磷酸酶，提升身體骨礦化的能力，進而避免患者出現骨骼及其他器官嚴重異常和早夭。據悉，它是目前國際上公認針對 HPP 病因的唯一治療方法，亦是兒童時期病發的 HPP 極端患者的首選治療方式。

然而，有新藥面世不代表人人都可以用到，因為罕病藥物通常都是極度昂貴。現時「阿司福酶 α」不在《醫管局藥物名冊》和安全網資助範圍內。按當局的原則，沒有個案出現就不會啟動入藥程序；但一旦出現病情嚴重的個案，患者就要面對「有藥無錢用」的困境，撐不過漫長藥物審批程序的，就會被病魔帶走。

「過三關」，不容易

由於香港沒有專為罕病而設的醫療政策和配套服務，在講求平等和成本效益的醫療制度下，罕病患者的需要往往備受忽視。到底香港的罕病患者如何在醫療服務支援不足的環境下掙扎求存？詳見後文第三章「病友之難」。

1.4
你，認命嗎？

罕盟會長　曾建平

近日一個年屆五十的朋友告訴我，她增高了1cm！難道是「二度發育」？原來她四十歲時已發現自己矮了1cm。根據統計，人類過了三十歲便會停止增高，之後每十年就會矮1cm。但她不想認命，決心改變「久坐不動」的生活模式，開始恆常運動，並進行各種伸展和肌力訓練，一心要守護剩下的身高。豈料十年過後，她的身高不但沒有繼續下降，還收復了之前失去的1cm。

《100公尺的人生》

這分享令我想起一部由真人真事改編的電影《100公尺的人生》(*100 metros*)。主角的原型是一名家庭事業兩得意的西班牙企業家Ramon Arroyo，他在32歲時確診一種罕見的中樞神經系統疾病「多發性硬化症」。醫生評估他的病情嚴重，恐怕將連100公尺的距離都走不到。但Ramon沒有因而氣餒，反而要挑戰自己。經過十年的刻苦鍛鍊，他竟然可參加並完成一場超級鐵人三項賽。

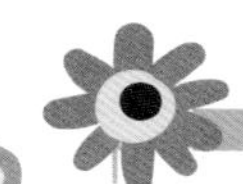

罕罕而談

多發性硬化症 (Multiple Sclerosis)

多發性硬化症是一種慢性自體免疫性疾病，它會影響中樞神經系統，導致中樞神經系統的髓鞘受攻擊並脫失。這會令神經訊號的傳導變慢甚至停止，引起視力問題、肢體無力、協調困難和認知障礙等症狀。

事在人為的奇蹟

這些故事告訴了我，很多他人眼中的「奇蹟」，其實都是由堅定決心、超凡毅力與無比鬥志編織出來的。尤其是面對逆境時，正向心態更是不可或缺。英國南安普頓大學曾進行一項研究，把一群病人隨機分為兩組，A組病人被醫生告知很快會痊癒，B 組病人得到的診斷卻是模稜兩可。結果，A 組有 64% 的病人病情好轉，B 組則只有 39%。由此可見，除藥物外，醫生的態度和病人的積極性思考也是療癒的重要環節。

因此，我希望鼓勵所有病友，勿輕易投降於醫生的診斷。香港有不少罕病患者在本地得不到有效治療，便到境外求醫。沒有針對性藥物的，就積極接受輔助治療和勤加鍛鍊自己——他們仍可規劃人生，如常學習、工作、交友和談戀愛！

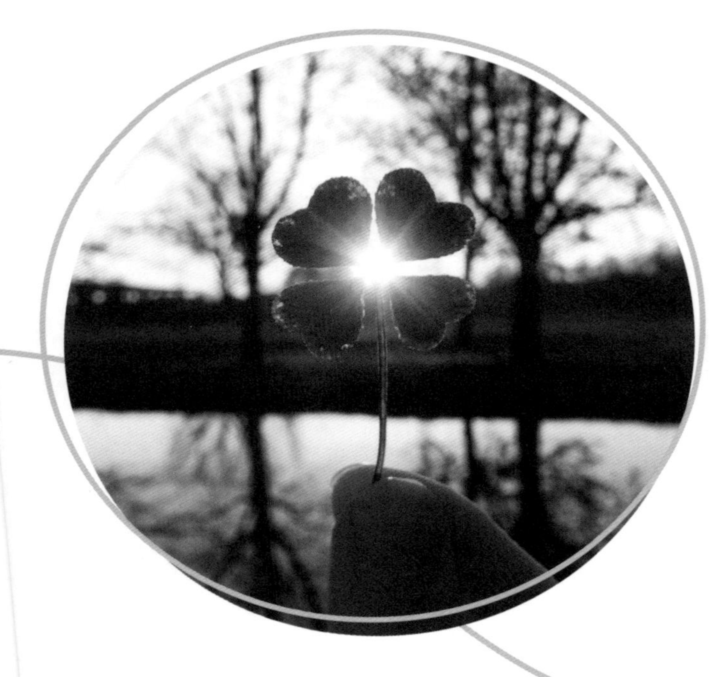

1.5 診、治、護，缺一不可

罕盟服務統籌經理及護理顧問　陳淑雲

診斷和治療對罕病患者非常重要，專業護理同樣不可或缺。身為一名註冊護士，我退休後便選擇了加入罕盟，負責聯絡會員，理解他們的病情和生活狀況，安排會員活動，並不時進行家訪。這讓我對如何從護理角度幫助罕病患者，有了更深的體會。

家訪工作

大多罕病家庭都以患者福祉為先，而忽略了其他家人的身心健康。因此，我們進行家訪的對象不單是患者，還包括其他家庭成員，尤其是照顧者。

罕病患者不時都需要使用醫療儀器，如呼吸機、輪椅、步行架等。我在病房工作多年，很了解行動不便的病人的需要，傢俱和物品要怎樣擺放才方便又安全。在家訪中，我會細心觀察患者的居家環境，按實際情況向患者及家屬作出改善建議。例如我會幫助一些長期坐輪椅、臥床的患者做評估，並教導他們如何向相關機構申請購買沐浴廁車、協助扶抱及轉移位置的吊機等，以減輕照顧者的受傷機會。

同時，我會聆聽照顧者的憂慮，並與他們一起按實際生活情況探討解決辦法。畢竟，專業醫護人員的日常工作已很繁忙，難以兼顧病人及其家人的需要，家訪可彌補這方面的不足。

培訓未來

罕見病病例極少，病情複雜，不是每位醫護人員都有機會接觸到。罕盟有見此一漏洞，決定從醫護人才培訓入手，與兩所大學合作舉辦「真人圖書館」，安排了不少醫護學生參與家訪和各類病友活動，讓他們親身了解罕病患者面對的挑戰、診治和護理需要等，培育他們的同理心。過程中，我亦向醫護學生傳授了許多照顧罕病患者的技巧，希望把我累積多年的護理心得傳承下去。

我在此呼籲各前線醫護、專職醫療和行政人員，不管是在學、現職或退休，都歡迎來參與罕盟的義務工作，為有需要的病患出一分力。

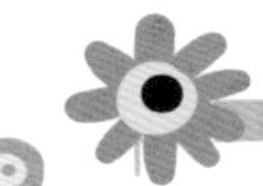

罕罕而談

「真人圖書館」

罕盟自2018年起推出「真人圖書館」活動，為多所中小學、大專院校、教會團體等舉辦講座，以患者或照顧者的經歷為「真人圖書」，提升年青人對罕見疾病和罕病群體的認知，並鼓勵他們逆境自強和共建關愛共融的社會。

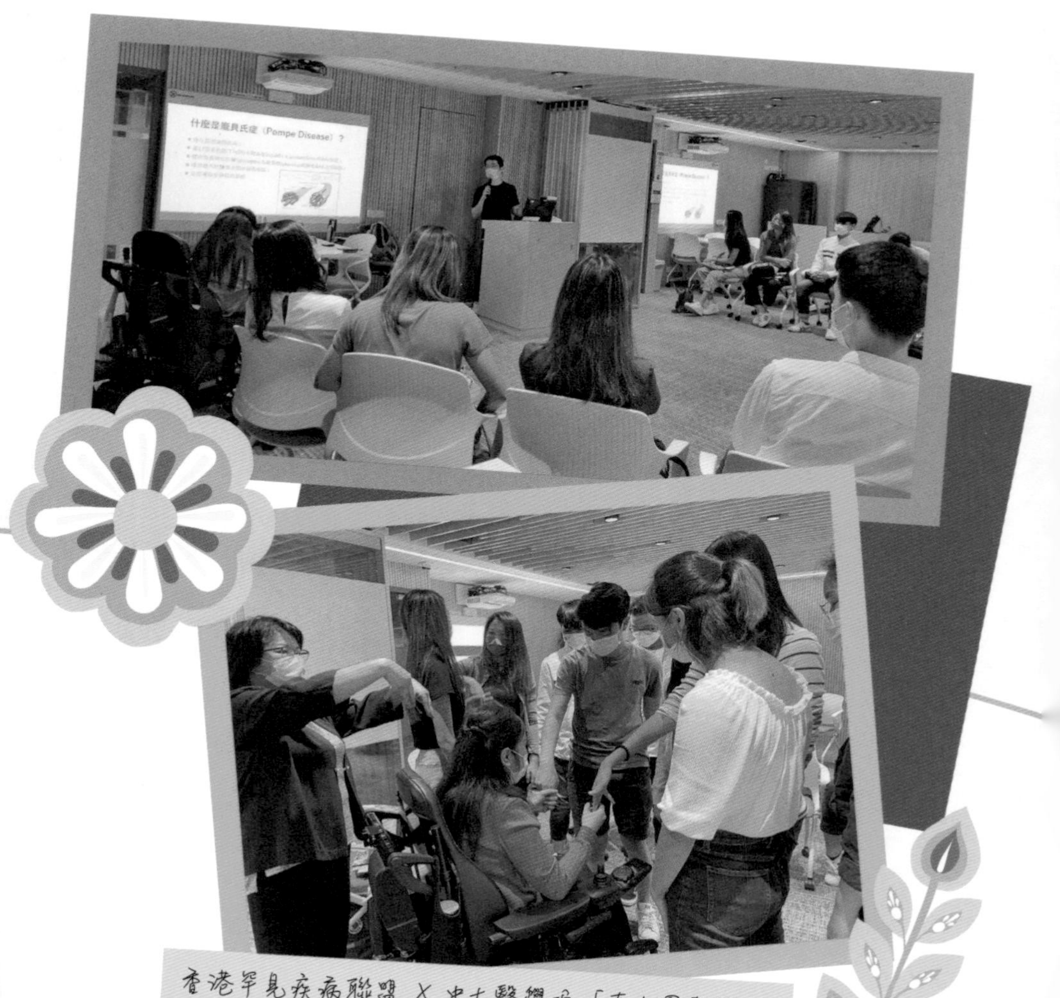

香港罕見疾病聯盟 X 中大醫學院「真人圖書館」
讓醫護同學更瞭解罕病患者的生活

第1章

撥開「罕病」迷霧

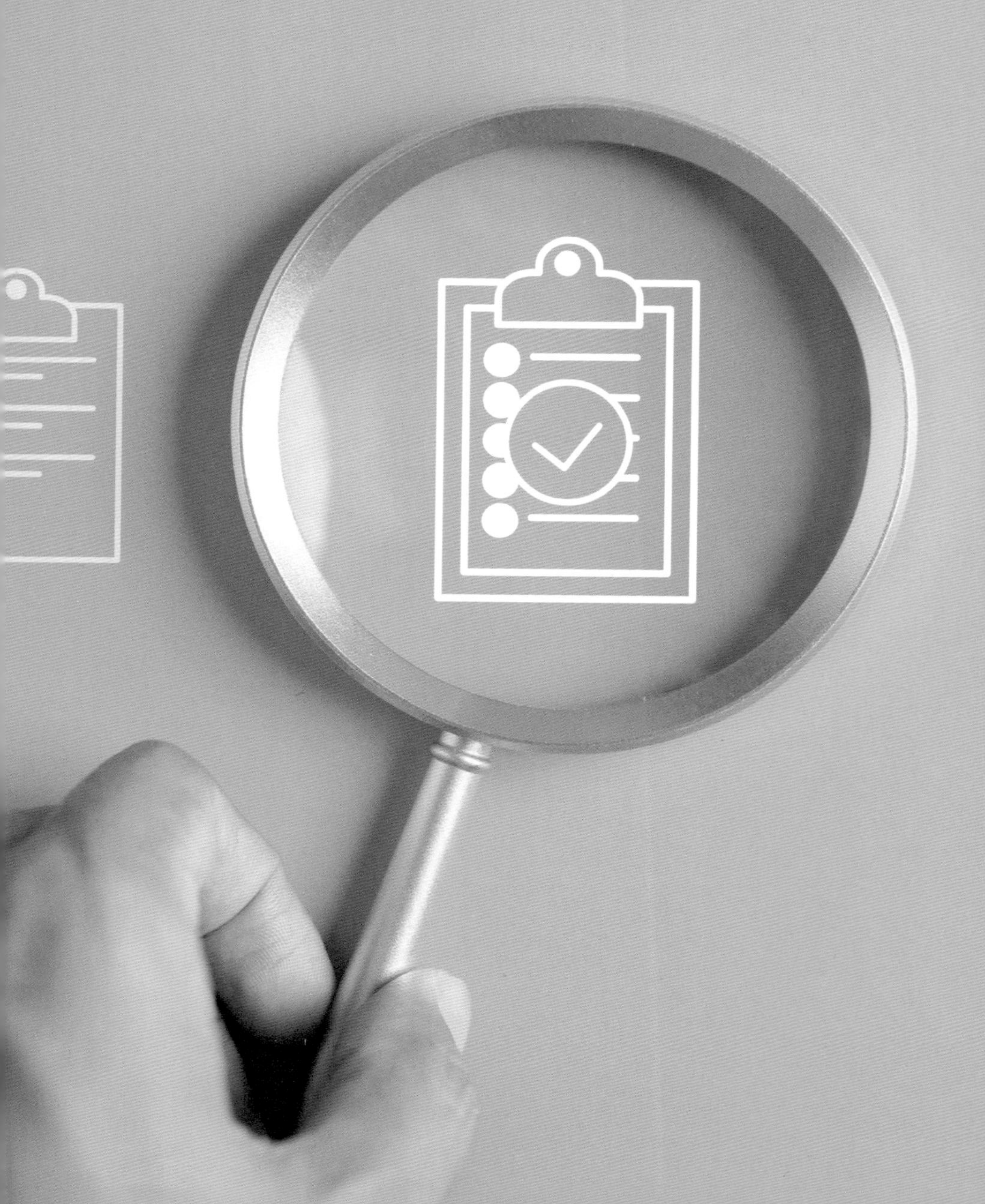

第 2 章

千奇百變的罕病

目前全球已知的罕見病約有 8,000 多種，病狀五花百門，就像一個個解謎遊戲，複雜得讓人摸不着頭緒。而研究人員、醫生和病友就得當起推理大師，拼湊着線索，拆開病魔的真面目。

2.1 捐血容易輸血難

罕盟會長　曾建平

長期接受輸血的風險

定期捐血，無損健康；但長期接受輸血，卻會衍生不少問題：

- 多次輸入紅血細胞，有機會引致免疫系統破壞外來血液，最終令身體無法補充紅血細胞，難以有足夠血紅蛋白將氧氣帶到身體各部位。
- 多次輸血後，患者體內會積聚過量鐵質，增加器官受損風險，需要接受除鐵治療。
- 病人可能要承受輸血所引發的潛在併發症及病毒感染的風險。

骨髓增生異常綜合症

可是，不少疾病仍需以長期輸血作支援治療方案，包括一種骨髓造血幹細胞病變的罕見癌症——骨髓增生異常綜合症(MDS)。患者因骨髓造血系統不能製造有品質的血球而導致貧血，有三成患者或會惡化成急性血癌。

MDS患者以長者為主，因體弱而未能承受幹細胞移植，無法根治，只能不斷靠輸血續命。他們除要承受輸血的風險外，還要經常進出醫院，每次輸血需時約6至8小時。長期接受輸血的患者，需要自費使用除鐵藥物以清除鐵質積聚。部分患者更要入院接受每次長達8至12小時的皮下除鐵注射，苦不堪言。雖然患者也可選擇副作用較少的除鐵口服藥，但價錢更昂貴，對患者家庭經濟造成壓力。

血庫危機

另一患者常面對的困境，是血庫存貨長期浮動並受多種因素影響。雖然本港血庫會為部分長期病患者預留血液，惟當血液供應緊張時，MDS患者恐怕會延遲獲得足夠的血小板或紅血細胞輸血量。

醫學界一直致力於尋求適合的治療方案，減低MDS患者對輸血的依賴，以及所需承受的風險和痛苦。據悉有關新藥已在港註冊，可惜醫管局仍未批准資助用藥。罕盟期望藥廠與醫管局早日達成協議，令有需要的 MDS 患者得到更合適的治療。

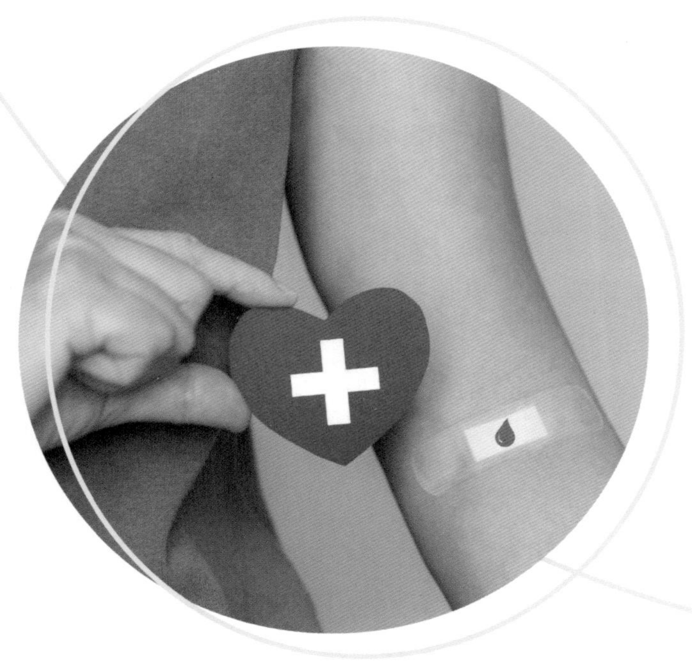

罕罕而談

本港血庫

目前香港唯一的血液供應機構，是「香港紅十字會輸血服務中心」(Hong Kong Red Cross Blood Transfusion Service)。中心自1952年開始在坊間推動自願捐血，並把血液免費提供予全港公私營醫院。

每逢流感高峰期，捐獻者因身體不適而停止捐血，同時醫院裡的用血需求增加，往往會令血庫出現「告急」情況，血液短缺得只剩下三至四日的存量。

根據紅十字會的宣傳，市民每捐一包血，平均能幫助三名病人。所惠及者不限於罕見病人，也包括其他長期病患、意外傷者。願讀者們都能積極參與捐血，拯救更多生命！

2.2
「銅」人不同命

罕盟會長　曾建平

銅(Copper)是維繫人體功能運作最重要的礦物質之一，它負責維持人體的新陳代謝、肌肉和神經系統的運作，但過量的銅則會損害人體健康。

「銅人」有何特異？

有一種俗稱「銅人症」的罕見病——威爾遜氏症(Wilson's Disease)，會導致肝臟無法排除體內多餘的銅。當過量的銅堆積在人體的肝臟、腦部、骨骼及其他器官時，便會造成破壞。如不及時治療，可導致嚴重的腦損傷、肝衰竭和死亡。

據統計，大約每三萬人中會有一人患有銅人症。按此推算，香港約有二百多名「銅人」。但由於一般醫生都不諳此症，有不少患者都曾被誤診誤治，以致病情被耽誤。

「銅人」的徵狀

香港威爾遜氏症協會創會主席關子祺表示，由於此症的部分徵狀包括手抖、平衡力差、抽筋、口吃、流口水、情緒波動等，故有可能會被誤診為早期柏金遜症。也有病人曾因誤診精神病而入住精神病院。他本人亦曾被診斷為患有抑鬱症和躁鬱症等情緒病，經過足足三年半後才確診為威爾遜氏症。

即使確診，治療之路仍是崎嶇的。目前治療銅人症的主要方法是用藥物排走多餘的銅，和以飲食及補充劑限制銅的攝取量。但排銅藥的副作用多，曾有患者服用後不斷嚴重抽搐，香港群醫束手無策，幸好經同路人指點，轉到安徽省合肥市的醫院求醫，病情才受控。

關子祺反映，及早確診對銅人症患者至關重要。如當局能為6至12歲的兒童進行篩查，確診的兒童便可及早開始低銅飲食，和服用阻止人體吸收過多銅的補充劑，以防止因銅在體內累積而對身體造成難以逆轉的破壞。這政策不但會大大改變病患的一生，還可為醫管局省下一大筆購買排銅藥的費用。

罕罕而談

低銅飲食

根據「低銅飲食」建議，9 至 13 歲兒童每天攝取的銅應少於 0.7 毫克，8 歲或以下兒童則應少於 0.44 毫克。

銅在未經加工的植物性食物，以及動物的肝臟中含量最多。因此「銅人症」患者應避免進食堅果、綠葉蔬菜、牡蠣等高銅食物，並多吃麵包、白米、蛋、魚等低銅食物。

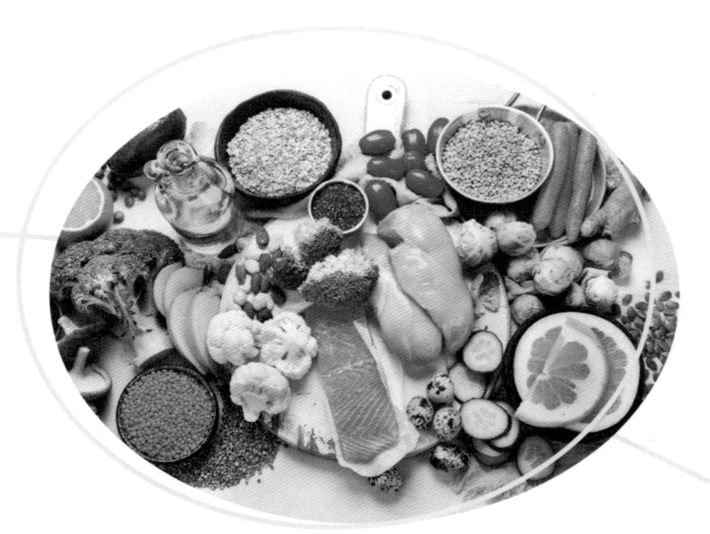

2.3 不歡樂的「泡泡龍」

罕盟會長　曾建平

一說到泡泡龍，大家可能會想起那造型可愛的電玩主角。但我認識的泡泡龍，卻是一種可怕的罕見遺傳病。

現實中的「泡泡龍」

泡泡龍的學名為「表皮溶解水皰症」(Epidermolysis Bullosa/EB)，患者往往一出生皮膚就異常地脆弱，稍微摩擦也會形成如一級燒傷的大面積傷口或產生腫大的水皰。症狀輕微的，可能只是在一些摩擦部位偶爾起水皰，無需求醫。但部分嚴重類別的患者，連口腔、舌頭、食道、腸胃等黏膜部位也可能起水皰，引致咀嚼困難或食道狹窄。長期下來，患者可能會貧血、營養不良、皮膚變形、肢體萎縮、關節攣縮，甚至演變為皮膚癌，面臨截肢的最終命運。

與大部分罕見病一樣，EB 無根治方法，僅能透過每天換藥包紮，以燒燙傷病人使用的含銀或非粘性敷料，降低皮膚傷口的感染與沾黏，促進傷口癒合。EB 通常在初生或小童時期發病，家長每天要花上幾小時替患者洗傷口和換敷料，包紮時患者也會感到非常痛癢難耐。

護理物資資助

EB 家庭除要長期面對密集護理的身心壓力外，更要應付購買特殊敷料的額外開支，每月由萬多元至十五萬元不等，視乎患者的嚴重程度。由於現有的公共醫療及社會福利服務並無提供這些護理物資的資助，故「香港罕見疾病聯盟」在 2023 年推出了「護理物資及服務資助先導計劃」，為罕病患者所需的護理物資（包括 EB 患者使用的敷料）提供過渡性資助，旨在為政策補漏拾遺，並從中收集實證數據供有關當局參考，希望推動完善安全網，惠及更多患者。

目前香港沒有專門醫治 EB 的診所或服務，但已有一些患者組織起來，成立「Debra 香港」(https://www.debra.org.hk)，為同路人提供資訊和協助。

2.4 病毒都會睡覺？

罕盟會長　曾建平

昨午與一醫生朋友茶聚時，得知原來病毒也會「睡覺」！他所指的是帶狀疱疹病毒。

「長眠」在身體的病毒

不少香港人曾在兒時患過的水痘，便是帶狀疱疹病毒引起的。雖然一般水痘患者可於兩至四星期內痊癒，而且通常患過一次後便會終身免疫，但原來即使痊癒後，此病毒也不會離開身體，它們會潛藏在神經節中，並進入休眠狀態。

當睡眠不足、心理壓力大、營養不均衡或身體老化時，身體免疫系統功能便會下降，休眠中的帶狀疱疹病毒便會有機會「醒來」再度作怪，這狀況就是我們俗稱的「生蛇」。帶狀疱疹的初期症狀包括局部疼痛、灼熱感和刺痛，隨後出現皮膚紅斑和水疱。不要看輕神經刺痛，它有可能持續數週或數月，大大影響患者的生活。

此外，感染帶狀疱疹還可能引致嚴重的併發症，如神經痛、眼部感染、聽力喪失和皮膚感染等，更有機會出現肺炎、腦膜炎等併發症。因此，如懷疑自己患有帶狀疱疹，一定要及早就醫，接受專業的診斷和治療。

罕見病友，更應留神

預防感染帶狀疱疹病毒，保持良好的免疫系統功能是關鍵，除了注意均衡飲食、進行適度運動和充足休息外，亦可考慮接種預防帶狀疱疹病毒感染的疫苗。

有不少患有罕見疾病的朋友免疫能力較低，如感染帶狀疱疹時症狀也會較嚴重。所以罕病患者必須加倍注意，好好保護自己。聖雅各福群會的惠澤社區藥房曾經在2023年推出了一個先導計劃，向有經濟困難人士提供100個免費接種新一代重組帶狀疱疹疫苗的名額；如額滿，亦可以優惠價格進行接種。病友只需帶同公立醫院醫生的接種疫苗轉介信、身份證和綜援證明文件，便可向惠澤社區藥房登記。

2.5 缺磷，但不缺愛

罕盟會長　曾建平

當談到人體所需的礦物質時，磷酸鹽(Phosphate)或磷(Phosphorus)通常不是一般人即時聯想到的關鍵元素。其實，磷酸鹽是人體中含量僅次於鈣的第二大礦物質營養素，它負責骨骼與牙齒的生長和修補、肌肉收縮，以及為細胞提供能量，對整個骨骼系統十分重要。身體需要適量的磷酸鹽才能正常生長發育。

身體缺磷會怎麼樣？

我認識一名患有「性聯遺傳型低磷酸鹽佝僂症」(X-linked Hypophosphatemia，簡稱 XLH)這罕見病的會友，她因為 X 染色體上的 PHEX 基因突變，身體會大量產生一種名為 FGF23 的激素，令腎臟不能正常地處理磷酸鹽，會過量地將磷酸鹽由尿液排出體外，使血液內的磷酸鹽偏低。

據我認識的醫生估計，香港約有十多名兒童患有 XLH，症狀多數於兩歲前出現。磷酸鹽流失會造成佝僂症、骨質軟化、骨折、雙腿變形（O 型或 X 型腿）、牙膿腫、關節及骨骼疼痛，長遠甚至會失去聽覺或行動能力。兒童患者會生長遲緩，腿長隨年紀遞減，造成上下肢比例異常，身型也較同齡兒童矮小。加上骨痛、關節痛、步態異常、肌肉無力等症狀，他們會較容易跌倒和骨折。部分患者會因為雙腿變形而需重覆接受骨科手術，調整雙腿。

根據文獻資料顯示，XLH 患者大多是從父母遺傳 XLH，但也有兩至三成患者沒有相關的家族病史。XLH 是由 X 染色體上的一個基因變異所造成，如母親患有 XLH，子女均有 50% 機會患有此病。如父親患有 XLH，便會有 100% 機會遺傳給女兒，而兒子則不會遺傳到此病。要診斷兒童是否患上 XLH，一般是透過血液、尿液和 X 光檢查進行初步分析，再利用基因檢測確診。

缺磷就補磷，真是咁簡單？

據悉，XLH 雖然大都是家族性遺傳，但也有偶發或自發性的個案，故難以預防。如已確診或懷疑自己帶有 XLH 變異基因，不妨考慮接受遺傳諮詢服務（Genetic

Counselling)，以助患者和家人了解遺傳風險，從而作出有關生育和家庭計劃的決定。

一名醫生朋友告訴我，治療 XLH 的傳統方法為長期使用口服活性維生素 D 及補充磷製劑，以改善臨床症狀。患者需每天頻繁服用磷製劑，即使半夜三更也要起來服藥，但療效卻因人而異。

我認識的那位會友，由嬰兒到童年，每日服用磷製劑四至六次，晝夜不分，風雨不改，過年過節也無例外。她那可憐的媽媽提心吊膽，每日定時定候照顧她服藥，每四小時一次，不能間斷，沒有一覺能睡到天光，常常以淚洗面，付出的體力和精神非我等能夠體會！

有些兒童患者服用補充磷製劑多年，但還是難逃下肢變形的命運。在此情況下，骨科專科醫生會透過引導生長手術或截骨調整下肢，令雙腿變直，恢復正常下肢應有的關節負重，以防止早期退化。

有些兒童的下肢變形情況不適合引導生長手術，便可能需要多次截骨才能使骨骼變直。手術後需要長達十二週才能正常地站立及負重。如雙腿都要進行截骨，患者在十二個星期的康復期內都要坐輪椅。

我那位會友由五歲到九歲期間，先後做了三次雙腿截骨手術，每次都要全身麻醉，手術長達四個小時以上，術後又要經歷漫長的復康護理，不能上學，沒有正常的孩童生活。一位成長中的孩子，從小就面對這些身體的痛苦和精神的折磨，令人心酸！

應對 XLH 的最理想方案

XLH 的傳統治療方法是服用補充磷製劑及活性維生素 D，但治標不治本。透過手術來矯正變形的下肢，療程痛苦，也無法根治磷酸鹽流失的問題。幸好現時有了最新的針劑療法，它已經在香港個別情況適合的患者中使用，並已見到成效。

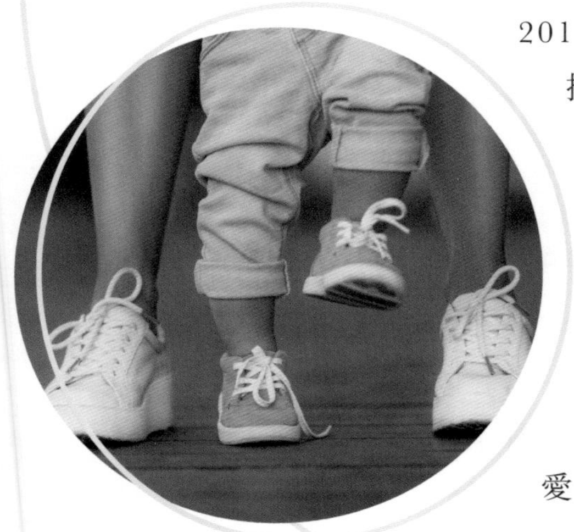

2018 年，一種新的針劑藥物推出，適用於一歲或以上的患者，可有效減少腎臟流失磷酸鹽的症狀。除可大大改善病情，更有望減低骨科手術的需要。現時此藥已被納入《醫管局藥物名冊》，並由關愛基金資助。

有了新療法，是否就「一天都光晒」呢？

不少專家均認為，XLH 的症狀複雜且影響多個器官，需要跨專科醫療團隊的共同跟進，才能有效地減少長期後遺症和優化生活質素。據悉，香港兒童醫院設有跨專科的兒童骨骼綜合門診，服務對象包括 XLH 患者。它不僅減少了患者必須到醫院就診的次數，還有助醫生以更有效的方式做出診治決定。例如，一名患者接受新的針劑療法前，要先進行骨骼、血液、尿液、腎臟等評估，以確定他是否適合接受定期注射。跨專科治療可為他帶來方便，於同一次覆診中，他可會見到骨科醫生、內分泌科醫生、醫學遺傳科醫生、放射科醫生和牙科醫生等。專家們會一起討論他的病情，為他制定一個協調的個人化治療方案，希望可以改善成長、提高活動能力，並減輕關節疼痛等症狀，幫助患者融入正常生活。

除了醫療團隊的治療外，家長和照顧者也應該認識疾病的成因和機理，學習相關照顧知識和護理技巧，為患童提供適時和適當的支援，以達到最佳治療效果。

2.6
非一般敏感

免疫及過敏症專科　李曦醫生

無緣無故的水腫

我有一位50多歲的病人，從十多歲開始，身體會不斷反覆水腫，消腫後沒過幾天又腫起來。情況持續了數十年，看過無數醫生和試過不同藥物，情況都沒有改善。最近他因為跌斷腳求醫，主診醫生發現其水腫情況異常，故轉介他到免疫科做檢查，才發現原來他患有一種罕見的遺傳性免疫疾病，稱為「遺傳性血管性水腫」(簡稱HAE)。

家族遺傳病 HAE

HAE患者血液中缺少C1抑制蛋白(一種補體的調節因子之一)，或C1抑制蛋白功能異常，導致全身各處出現局部的皮下或黏膜下水腫。如病發部位在喉部，可能會引致窒息。HAE 病發情況因人而異，有些病人消腫一兩天後又再病發，也有隔一個星期或一個月才發作的個案。

HAE 屬於常染色體顯性遺傳性疾病，很多患者都有家族史。但因此病罕見，故很多病人一直都不知道自己患有此病，更不知道如何治理。我曾替兩名 HAE 病人進行基因檢查，他們雖然互不相識，但病變情況很相似。在追查他們的家族病史時，竟發現兩人原來是上三輩的遠房親戚。

由於不少病人都被誤診為敏感，故服食各種抗敏藥多年，都無法消除水腫。他們不但要忍受病症帶來的痛苦，還要擔憂自己隨時病發，輾轉多年才確診患上罕見病，實在身心俱疲。

藥不到，病不除

所謂藥到病除，要解決 HAE 的反覆水腫，病人必須服用針對性藥物。估計現時香港有 50 多名 HAE 患者，當中約有三分之一極需要長期服用預防性的藥物以控制病情，但每個月的藥費高達六至八萬元，普通家庭難以負擔。這些病人現時只能靠藥廠資助藥物或測試藥物苦苦支撐，他們實在非常需要資助去獲得有效治療。

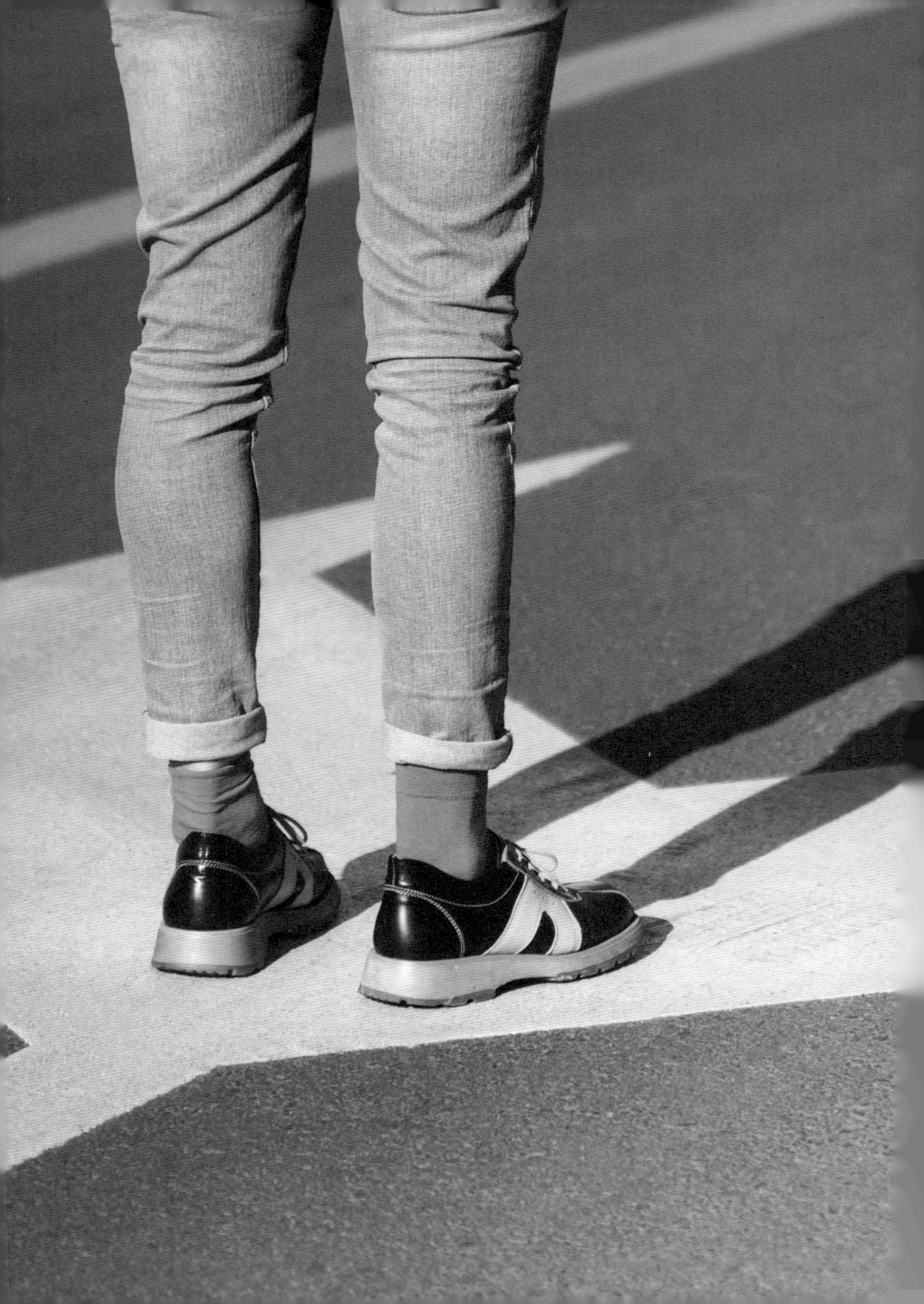

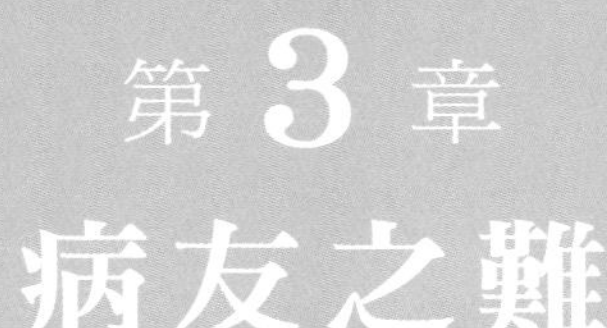

第 3 章

病友之難

罕見病友一旦確診，將面臨家庭、生活、經濟等多方面的困難，身心俱疲，處境非一般人能夠想像……

3.1
天生缺乏免疫力，百病纏身？

原發性免疫缺陷病病人組織　勉逆歷

原發性免疫缺陷病(Primary Immunodeficiency Diseases，簡稱 PID) 是一組與遺傳有關的罕見病。PID 患者天生免疫力有缺陷，比一般人更容易受細菌感染和生病，生命經常受到威脅，他們終生都要服用藥物去填補免疫力的缺陷，維持生命。

針針皆辛苦

大部分 PID 病友於幼童時期已經確診，從小時候開始，每個月都要到醫院花四、五個小時「吊藥」，接受丙種球蛋白靜脈注射來控制病情。有些病友雙手的血管都打「扁」了，有時要「捱多幾針」才找到位置落藥。

醫院管理局於 2021 年把專為治療 PID 的「免疫球蛋白皮下注射」納入《藥物名冊》，讓 PID 病人可以免費使用。

病人可以自行在家中每七至十日注射一次。雖然注射次數較靜脈注射為多，但免疫球蛋白不斷被補充，使血液中的免疫球蛋白度數比靜脈注射更平穩，減少因感染而導致的身體不適。

現時很多病友已經轉用「免疫球蛋白皮下注射」控制病情，用藥不再受時間和地點限制，可以配合自己的作息時間，也不用常常請假到醫院，影響學業或工作。對於幼童來說，因為他們的血管比較幼細，靜脈注射令他們感到不適，皮下注射為他們提供了另一個選擇。

皮下注射的主要部位是腹部、大腿外側或其他皮下脂肪較厚的地方。患者會在醫護人員的指導下學習使用，練習一兩次後已經可以自行在家中注射。有病友轉用皮下注射後，生病的次數比以前減少，生活的安排也比以前靈活。

及早發現，及早診斷

為了及早診斷，政府由2021年10月開始，推行「初生嬰兒免疫缺陷病篩查先導計劃」，轉介篩查呈陽性的嬰兒到專科進行評估及診斷，以排除罹患嚴重聯合免疫缺陷病的可能性。

罕罕而談

初生嬰兒免疫缺陷病篩查先導計劃

「嚴重聯合免疫缺陷病」(Severe Combined Immunodeficiency，SCID) 是「原發性免疫缺陷病」(PID) 最嚴重的形式。患有 SCID 的嬰兒必須在出生後第一年內被診斷出來，並進行造血幹細胞移植 (HSCT) 才能生存。

因此，香港政府於 2021 年 10 月 1 日開始推行「初生嬰兒免疫缺陷病篩查先導計劃」，為所有參加計劃的公立醫院初生嬰兒提供檢測。嬰兒一經確診，即會被安排進行保護性隔離和造血幹細胞移植，務求及早救治。

3.2 一雙手的力量

罕盟會長 曾建平

罕病患者，人才濟濟

我認識一名脊髓肌肉萎縮症(Spinal Muscular Atrophy，簡稱SMA)患者，他的肌力日漸衰退，現在只剩下雙手可以活動自如，日常起居都需要工人協助。病魔雖然難纏，但無阻他成為一名專業的電腦程式員，也就是現時政府說要重點培育的科技專才。

認識他時，他已是家庭支柱。他每天拼命工作，積極謀生，供養弟弟上學，憑着一雙手去展現個人才華和努力，短短幾年，已屢獲升職加薪。近日，他更榮升老闆，創辦了自己的資訊科技公司！

如得不到適切治療，他的雙手最終會失去活動能力，打不到鍵盤，寫不到程式。可幸的是，科學家發明了SMA新藥，幫助保留患者的活動能力。這位科技公司老闆和一些成年SMA患者都有參與由醫管局和相關藥廠合力推出的恩恤試藥計劃，療效理想。

其實很多罕病患者都是專才，當中有推動中醫的大學教授、奧運金牌得主、補習老師等。他們都跟你、我、他一樣，每天努力工作，齊心建設香港。

罕罕而談

脊髓肌肉萎縮症

脊髓肌肉萎縮症(SMA)是一類遺傳性神經肌肉疾病，特徵是脊髓和腦幹下方運動神經元會持續衰退。當運動神經元和骨骼肌之間的信號受干擾時，肌肉會變得無力和萎縮。受影響的病童在運動，甚至飲食和呼吸方面都會逐漸出現困難。

減輕藥費負擔，醫管局有責

然而，醫管局在考慮新藥納入《藥物名冊》和安全網時，往往側重於治療成本，而忽略適切治療能帶來的社會價值。沒有適切的治療，罕病患者會因病情轉差而停止生產，靠綜援度日；更可能仰賴家人照顧，令家人也被迫停止就業，全家因病致貧。這些溢出效應是我們願意付出的代價嗎？

罕藥價格昂貴，醫管局可算是本港最大買家。罕病患者最終要付多少藥費，全賴醫管局與藥廠談判。如當局能引入外國政府常用的風險分擔機制及採用「先試後買」等不同方式，大膽創新地與藥廠討價還價，相信有助減輕政府和病人的藥費負擔。

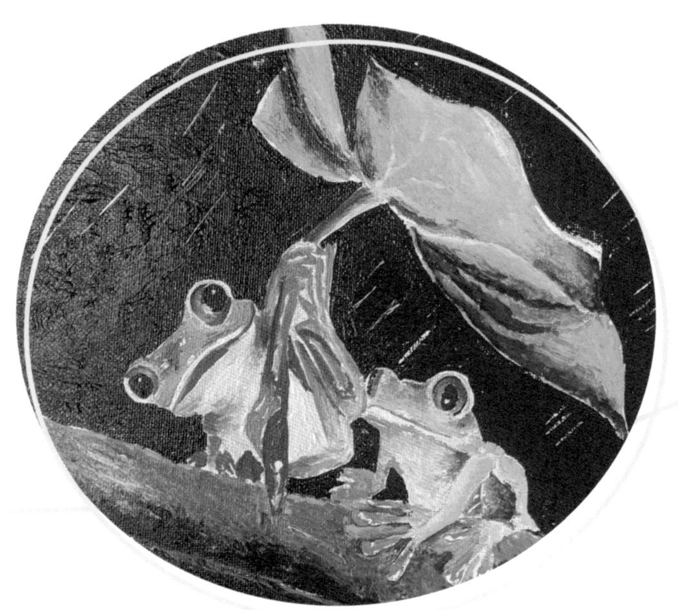

畫作由病友小谷子提供

3.3
無藥又煩・有藥更煩

罕盟會長　曾建平

據歐盟估計，只有約 5% 的罕病有藥物治療。不治之症唯有靠輔助藥物舒緩病況及控制病情，希望等到針對性新藥面世。但對香港的罕病患者而言，新藥面世的一天，才是真正煩惱的開始。以可治結節性硬化症 (Tuberous Sclerosis Complex，TSC) 的標靶藥 Everolimus 為例，患者和家屬爭取用藥足足花了五年，過程有血有淚。

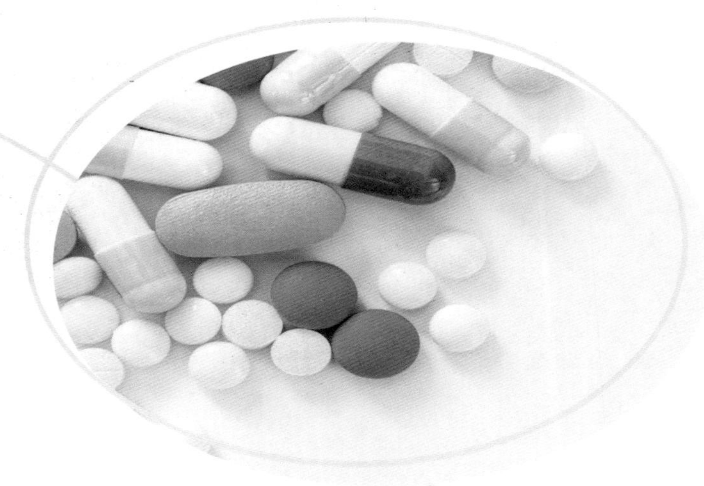

罕罕而談

結節性硬化症

結節性硬化症是罕見基因突變的遺傳病。這意味着患者的體內細胞會失控地增生，導致腦部、肺部、腎臟和心臟等器官長出大量良性腫瘤，導致癲癇、智力障礙、腎臟囊腫等問題，甚至是生命危險。

瑤瑤的故事

故事由 Rebecca 的女兒瑤瑤病發開始説起。瑤瑤在五個月大開始經常抽筋，直至 1 歲確診 TSC 時，她的腦部已滿佈腫瘤，智力受損。當香港群醫束手無策時，Rebecca 決定冒險帶瑤瑤到美國接受腫瘤切除手術，才保住性命。

十多年後，救命藥終於抵港。當時 17 歲的瑤瑤有幸參與九個月的試藥計劃，療效理想，全家都雀躍萬分。但自費買藥要月花兩至三萬元，並需終身服用，超出家庭負荷。眼見「有藥無錢用」，Rebecca 心有不甘，於 2015

年聯同幾名救兒女心切的患者家屬成立「香港結節性硬化協會」，毅然踏上爭取政府資助用藥的漫長之旅。

在醫護、社工、媒體和其他病友組織的協力推動下，Everolimus 於 2017 年被納入《藥物名冊》和安全網，2019 年由安全網資助的「自費藥物」轉為「專用藥物」，符合條件的病人只需每月付 15 元就能用藥。惟用藥門檻極高，受惠者不足 20 人。直至 2020 年，較常見的抽筋症狀終被納入適應症，現時九成以上的 TSC 患者都負擔得起藥費了。然而，在爭取用藥的五年間，已有些等不到的患者離世或病情惡化，令人唏噓。

罕病藥物審批機制！

目前內地、台灣、新加坡、日本、澳洲和歐美等地，均設有罕病藥物的特快或獨立審批機制，如港府可仿效，讓罕病患者及早得到可負擔和適切的治療，便功德無量了！

3.4 手病還需心藥醫

罕盟會長　曾建平

先天手差異 (Symbrachydactyly) 是一種罕見的先天性手部異常情況，成因是胚胎在發育過程中，小手因沒有足夠的血液供應或細胞組織而發生問題。但導致此情況的具體原因，醫學界至今仍未有定論。

據統計，平均每三至四萬名新生兒中，就有一名先天手差異患者。小手情況各異：有的拇指發展正常，但其餘手指較短，可能長有蹼或出現併合；有些患者只有拇指或拇指和尾指；也有些手掌和五根手指都缺失。

心病比手病難治！

手部差異一般只會造成生活上的不便，並不影響患者的正常成長，不容忽視的倒是孩子和父母的心理健康。由於外觀的差異，孩子或會面對同儕的歧視與嘲笑，容易形成自卑心理。

父母就由嬰兒呱呱落地的一刻起，腦海便開始湧出無數問號和驚嘆號！為什麼是我們的孩子？懷孕時吃錯或做錯了什麼？孩子日後會不會有其他毛病？要裝配義肢或是接受矯形手術嗎？小孩子可以承受麻醉藥和手術痛苦嗎？如手術失敗，孩子長大後會埋怨父母嗎？如等到長大後才動手術，又會否太遲或帶來更大的風險和痛楚？

罕罕而談

蹼

「蹼」原指某些動物四肢之間的薄膜結構，能幫助牠們在水中游泳或在濕潤環境中移動。人類身上的「蹼」，則指其腳趾或手指之間出現皮膜，形成類似鴨腳或鴨掌的結構。

學會接納

兒子患有先天手差異的 Edwina 表示，孩子自出娘胎以來已是如斯狀況，不會覺得特別難受，反而身為父母的倒要堅強地接受現實。加上香港缺乏相關罕病的資訊和支援，父母只好在認知不足的情況下，為孩子作出種種足以影響其一生的抉擇，內心糾結可想而知。

Edwina 深深體會，家長必先學會接納自己孩子的與眾不同，才能與他們一起發掘潛能，追求正向人生。她在 2019 年與一班同路人組成「牽手同行協會」，希望透過彼此鼓勵，為孩子和家人提供「心藥」，互相支持，牽手同行。

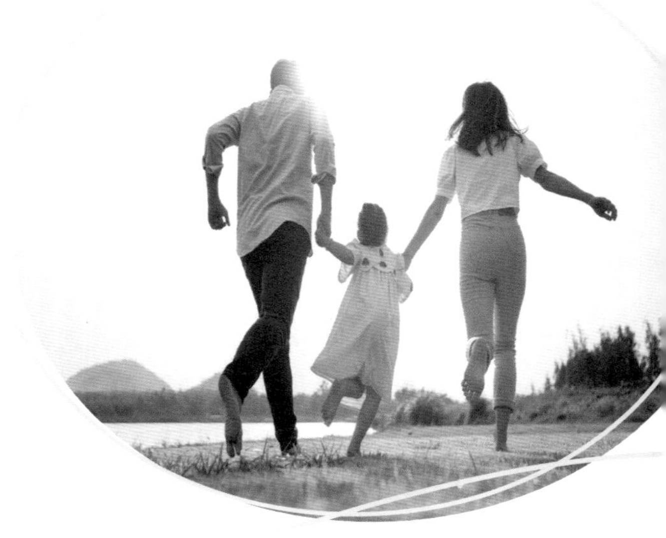

3.5 小孩等不及了！

小而同罕有骨骼疾病基金會會長　Serene Chu

接到藥廠的一個訊息，心情又跌進了谷底。我十二歲的兒子患有先天性軟骨發育不全症（俗稱侏儒症），成因是由於 FGFR3 基因缺陷而導致軟骨形成過程受到阻礙，令患者極度矮小，身型比例不正常，繼而引致嚴重併發症。軟骨發育不全症以往是個不治之症，患者經常因為外貌異常飽受嘲諷、排斥，甚至欺凌，往往得不到應有的學習及工作權利。

與時間競賽

近年美國一間藥廠成功研發名為 Vosoritide 的新藥，能啟動抑制過度活躍的 FGFR3 通路的細胞內信號，令軟骨正常轉化成硬骨，是有效的基因治療。其唯一限制是新藥只適用於生長板仍處於「開放」狀態的兒童，亦即青春期完結前的兒童。換言之，我們必須與時間競賽，爭取儘早用藥。

自 2012 年起，我已經開始向藥廠爭取將臨床測試擴展至香港，無奈十年也未能成功。直至 2021 年，終於等到新藥通過所有臨床測試正式推出市場。很可惜，未在港註冊的藥物不獲政府資助，病童家庭只能透過「指定患者特別用藥計劃」自費購買新藥。新藥費用高達港幣二百多萬一年，一般家庭怎能長期負擔？

面對這個困境，我不斷促請藥廠儘快將新藥在香港註冊，讓病人有機會申請關愛基金。但藥廠是商業機構，會因着各種理由選擇在不同國家註冊的先後次序，結果香港被排在日本、澳洲、南韓及台灣之後，自 2021 年起一等又是三年。本來在 2023 年中，藥廠很大機會正式啟動在香港註冊新藥的程序，臨門卻接到訊息説廠方突然經歷重大人事變動，內部審批的程序又受到阻延。

我們認識的病童之中，不少已經進入了青春期，他們可以等多少個三年？

「牽一髮動全身」的侏儒症

可能有人會問：病者只是矮一點罷了，又沒有生命威脅，為何要用那麼昂貴的藥物醫治？

一般人可能不知道，侏儒症並不只是「矮一點」，病者終身都會經歷不同的併發症。我的兒子自小就因為骨骼生長異常導致弓型腿，多次接受矯正手術；又因耳咽管發育異常導致反覆中耳炎，多次接受耳膜切開及導管植入手術；還因上顎發育異常導致咬合問題，多次接受牙科手術。兒子身邊的病童亦有腦積水、椎管狹窄、睡眠窒息等狀況。查看美國病童家長的分享，不少病童的併發症在用藥後才得以緩解。

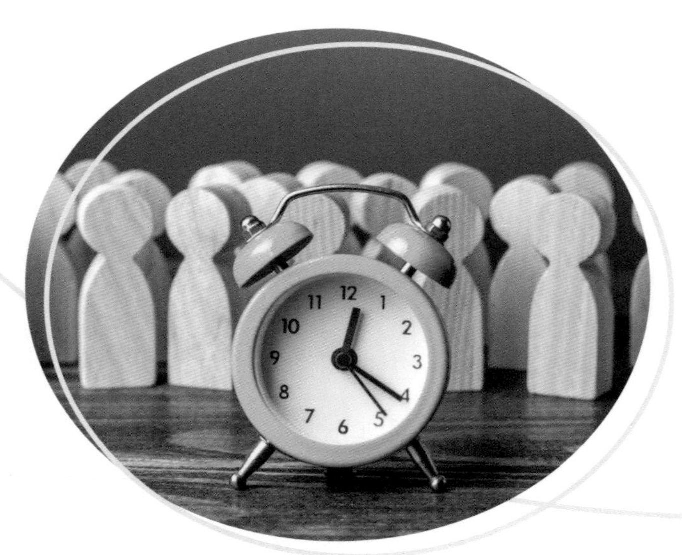

除了連串併發症，病者與一般人在四肢長度上的差異亦不只是「一點」。以十二歲亞洲男孩為例，一般平均身高147厘米，兒子卻只有約110厘米，手臂也比一般男孩短很多。一般人可能不會想到，幾十厘米的差異會對生活帶來什麼影響。但事實是，即使是十厘米的差異，也會影響到孩子能否使用一般馬桶如廁、如廁後能否自行清潔、能否上落公共交通工具，甚至能否參與正常學習和運動等等。

每當我看到其他國家的小朋友用藥後身體能夠相對正常生長，生活質素得到很大改善，我心裡就很難過：為何生長在香港這個繁榮大都會的病童得不到相同的治療？兒子多年來進出醫院超過八個專科，接受了多次手術，幸好他依然是個勇敢、堅強又善良的孩子，更在學校擔任學生領袖。他跟普通孩子一樣有自己的理想，也希望長大後貢獻社會。今天，他有很合理的醫療需要，社會又會照顧他嗎？

3.6 為何甘願做白老鼠？

PNH 病人權益關注組召集人　方先生

無痛血尿，可大可小

夜間陣發性血尿症 (Paroxysmal Nocturnal Hemoglobinuria，PNH) 是一種由後天基因突變所致的罕見病，估計香港只有 50 至 60 名患者。主要症狀為溶血性貧血、靜脈血栓及血球減少，其中的溶血問題會導致尿液呈紅茶色或黑色。PNH 的病程變異性非常大，如不幸併發急性器官衰竭或血栓，可瞬間奪命。

過去資料顯示，絕大多數 PNH 患者只能靠輸血、類固醇藥物等輔助性治療來續命，但療效並不顯著，每天排尿如同排血。普遍 PNH 患者十年間的存活率只有 50%，20 年間的存活率就降至 25%，形同絕症。本人就是這 25% 的倖存者之一，但仍活得提心吊膽。

甘願做「白老鼠」

雖然2012年香港已引入可用作治療PNH的第一代藥物，但據一些病友反映，他們用藥後的血色素仍無法達到正常人水平，仍需定期輸血。要知道，長期輸血是有一定風險的。故此，六年前當我知道美國研發了新藥（我簡稱為P藥），便立即答應參加試藥計劃，甘願做白老鼠！

那是威爾斯親王醫院黃醫生的通知，美國A藥廠可讓香港PNH病友參加免費試藥計劃。這消息就如天降甘霖，我真心相信，能於公立醫院一直緊守崗位的醫生，都是為國為民的英雄，頭上有一光環！

在黃醫生的穿針引線下，香港共有七名病友（包括筆者）參加了A藥廠的試藥計劃。廠方還作出書面承諾，只要試藥的病人能夠得益，便會一直獲得免費供藥，直至該藥進入香港市場為止。

當然，世上沒有免費午餐，多年來試藥期間，病友們每星期均需接受數次注射藥物，每次需時20至30分鐘。此外，每次還會被抽取十幾至二十支血液樣本供藥廠作數據分析。抽取血液量之多，連富經驗的抽血員也感到驚訝！

猶幸藥物療效理想，我們這批「白老鼠」的血色素達標，無需長期輸血，體力與正常人無異，總算基本回復正常生活。

「白老鼠」被遺棄了！

然而，近年A藥廠似乎改變初衷，2023年11月讓病友們簽署了一份內含魔鬼細節的新合約，以終止試藥計劃，即是白老鼠要被遺棄了！待我們察覺，為時已晚，頓感徬徨無助。

如回歸接受傳統治療，我們便要重蹈每月到醫院輸血和定期抽骨髓的痛苦日子。據資料顯示，轉藥時更有機會出現紅血球急速溶解，引起致命的併發症。

面臨着這種困境，我實在寢食難安。雖然我連月來竭力向藥廠爭取延長試藥計劃，但對於廠方的商業決定，病人基本上是毫無議價能力的。

已有不少醫學文獻指出P藥比現時醫管局的用藥更有療效，我們七名病友的六年試藥體驗亦可提供實證。因此，我希望醫管局能儘快檢討PNH的治療方案，引入療效更佳的新藥供選擇。這不但能惠及病情改善的 PNH 患者，還可減輕公立醫院輸血服務的負擔。

我希望在此呼籲所有 PNH 的病友，團結一致，守望相助！也歡迎大家電郵至 hongkong.pnh@gmail.com 聯絡「PNH 病人權益關注組」，群策群力！

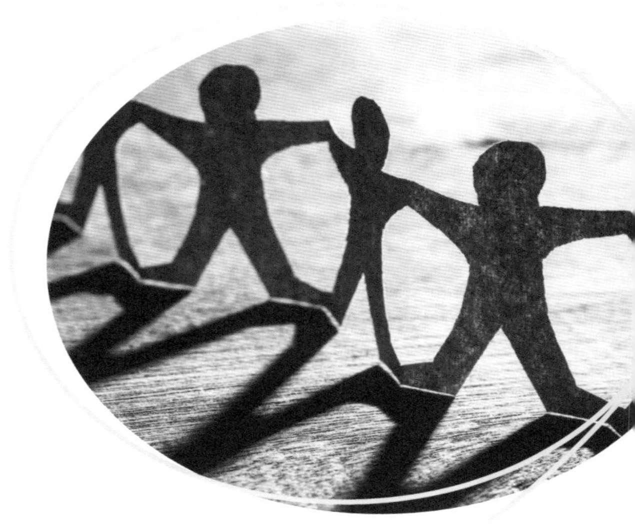

3.7
全港僅五例的痛症

腦神經科專科　盛斌醫生

明仔的苦況

明仔(化名)從小學開始常感到四肢灼痛、手腳無力，求醫初期被診斷為類風濕關節炎，可惜治療未見成效，成長期間一直受痛症折磨。後經反覆檢查和詳細研究後，終於確診為一種罕見的遺傳性疾病——法布瑞氏症(Fabry Disease)，他屬於典型類別，全港只有五宗類似個案。

求學時期，明仔常因身體痛楚而要請假，平日亦容易感到疲勞乏力，學業成績和社交生活都受影響。長大後，明仔因體質比常人差，不能順利找到工作，現正接受職業培訓和心理輔導。

追查家族病史

明仔17歲確診時，醫生追查家族病史，才發現其母親也患有法布瑞氏症。她在40多歲時曾經小型中風，也有長期高血壓，一直靠藥物控制病情，日常生活和上班也無礙，直到兒子確診後再接受檢查，才發現自己有蛋白尿、腎臟病變和輕微心肌肥厚問題。

「重男輕女」的法布瑞氏症

法布瑞氏症患者因為X染色體上的GLA基因出現突變，導致身體缺乏α-半乳糖苷酶A(α-Gal A)，令身體細胞中積累球三糖脂(GL-3)，影響小血管，引致多個器官系統的症狀，包括手腳疼痛和灼熱感、皮膚皰疹、少汗、心臟和腎臟問題等。

此症對男性影響較大，發病也較早，發病初期的痛楚也很容易被誤診為風濕病、關節痛等。女性由於存在第二條X染色體，可以部分補償有缺陷的基因，通常症狀較輕，發病也較遲。

目前法布瑞氏症可以透過驗血、影像檢查和基因檢測診斷。治療可分為症狀治療、分子伴侶療法及酵素替代療法。以適用性較廣的酵素替代療法為例，患者需要每兩週進行一次注射治療，改善症狀和阻止病情惡化。早期診斷和干預，對於管理疾病和預防併發症至關重要。

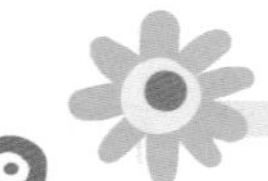

罕罕而談

「分子伴侶療法」與「酵素替代療法」

「分子伴侶」是一種蛋白質，它能協助細胞內分子組裝，和協助其他蛋白質摺疊，並從結構上修正未折疊或錯誤折疊的蛋白質。所謂「分子伴侶療法」(Molecular Chaperones Therapy) 即透過讓「分子伴侶」與特定變異的 α - 半乳糖苷酶結合，使酵素穩定下來，維持正常代謝功能，緩解法布瑞氏症的症狀。

「酵素替代療法」(Enzyme Replacement Therapy) 則是利用了基因重組技術，製造出人類因基因缺陷而無法自行產生的酵素，並藉此治療人體因缺乏特定酵素而造成的代謝障礙及器官病變。

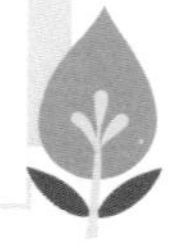

3.8 玻璃「孩」的故事

香港大學深圳醫院骨科醫學中心主任
杜啟峻醫生

十一年前，我開始參與香港大學深圳醫院的工作，認識了很多朋友。小霖是其中一位，她是我的病人，患有一種俗稱「玻璃骨」的罕見病，正式病名是成骨不全症(Osteogenesis Imperfecta)。因為這個病，她從出生到現在經歷了40多次骨折。2023年暑假，她因脊柱側彎加劇而再次入院接受手術。

脆弱的「玻璃骨」

成骨不全症是源於基因突變影響了身體產生膠原蛋白的能力。膠原蛋白是一種結構性蛋白，對於骨骼的結構和強度至關重要。因此，成骨不全症患者的骨骼無法正常形成健康的結構，容易斷裂或骨折，即使是輕微的應力或碰撞也可導致骨折。他們的骨骼往往呈現不規則或彎曲的形狀，並容易出現退化性關節疾病。

如患者的脊柱側彎問題惡化至影響軀幹，就需要靠手術矯正。但要把彎曲了的脊柱「扭返直」並非易事，因為患者普遍患有骨質疏鬆，容易骨折。醫生可矯正到什麼程度，需視乎患者可承受的極限。要有良好的治療效果，就需多方醫護共同配合。

「玻璃孩」，有未來

約每一萬至兩萬人中便有一名成骨不全患者。其發病一般在初生嬰或兒童的期間，非常輕症的患者可能會晚些發病。由於患者需要定期會診，日復日的見面令醫患之間不知不覺地熟絡起來。我們伴隨這些「玻璃孩」成長，見證着他們人生的重要時刻，如第一次站起來、步行、畢業、工作、談戀愛、結婚及懷孕，那種感覺實在美妙。

曾有一位前輩跟我説，照顧「玻璃骨」病人是一種終身的奉獻。雖然使命和責任重大，但我樂於與病人同行，亦希望通過跨學科的合作，為我的朋友們提供最合適的治療，讓他們健康成長，活出精彩人生。

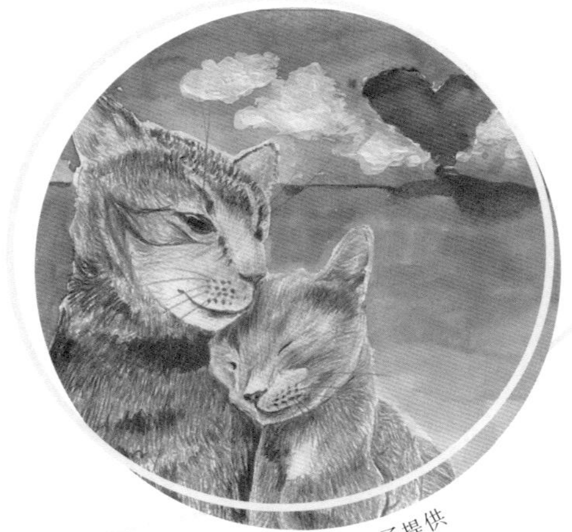
畫作由病友小谷子提供

3.9

藏在社區的石棉

內科腫瘤科　趙穎欣醫生

危機四伏的社區

間皮瘤 (Mesothelioma) 是一種由石棉引致的罕見癌症，過去十年在香港有接近 300 宗新症。石棉曾是 1980 年代中期之前常用的建築材料，其纖維可長時間浮游於空氣中，如吸入肺部會累積且無法排出，引發間皮瘤。

由於石棉在人體內累積後數十年後才會發病，其患者多為長者。間皮瘤大多出現在胸腔，常見症狀為呼吸困難、腹部腫脹、胸壁疼痛、咳嗽、疲倦和體重減輕。以往常接觸石棉的高風險人士，如建築工人和居住在舊樓的人士，如出現以上症狀，應及早求醫。

罕罕而談

石棉管制

本港在1990年代開始意識到石棉的危害，於1996年起禁止進口及出售較高風險的鐵石棉及青石棉，後於2014年起全面禁止所有種類的石棉在港使用。

惟1980年代中期之前興建的樓宇，每每仍可找到石棉物料，不時帶來社會爭議。譬如2023年審計署調查發現，仍有11間學校校舍未全面拆除石棉材料，對學童健康造成隱憂。

晚發的間皮瘤

間皮瘤的診斷方法包括X光及電腦掃瞄、抽取肺積水樣本和胸腔鏡等。早期胸腔間皮瘤治療方法以手術為主，配合化療或電療，病人在手術後有機會康復。惟因早期間皮瘤的徵狀並不明顯，故大部分患者在確診時已是晚期，治療以化療為主，但效果未如理想，五年內生存率只有 7%。

現在雙免疫治療是治療晚期間皮瘤的國際標準，能減少死亡風險達 25%。約 17% 病人在接受治療後四年仍然生存，有 10% 病人在接受治療後四年沒有出現癌症擴散。雙免疫治療的常見副作用為出疹和肚瀉，也有病人會出現肝炎等嚴重免疫副作用，所以醫生會定時跟進，確保病情穩定性和儘早處理有關副作用，以維持病人的生活質素。

罕罕而談

雙免疫治療

「雙免疫治療」即同時使用兩種免疫治療藥物，分別抑制 PD-L1 和 CTLA-4 兩種妨礙免疫系統生效的蛋白，從而激活自身免疫系統，以殺死癌細胞。

被留在網外的人

現時有非牟利團體和藥廠合作為病人提供藥費補貼計劃，病人亦可以透過「肺塵埃沉着病補償基金委員會」申請補償。間皮瘤病人大部分是草根階層，或因肺部功能受損而影響工作能力，經濟狀況拮据。希望政府可參考英國和澳洲等先進國家的政策，把用於間皮瘤的免疫治療納入安全網資助範圍，為這群建設香港數十年的病人提供實際支援。

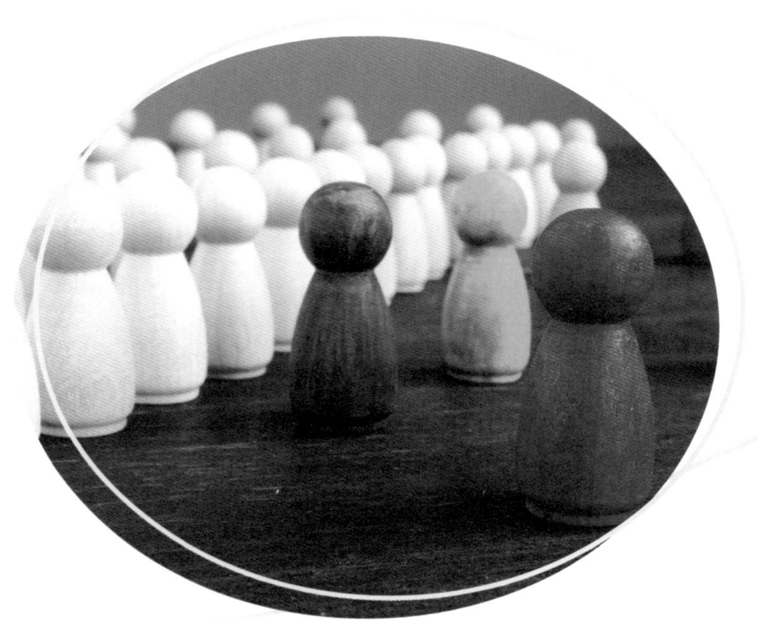

3.10 無緣自由飲食之苦

GSD 小孩照顧者 Athena

與自由飲食無緣的罕見病：GSD

從計劃懷孕、該做的產檢，甚至額外的檢查都無問題，雙方家族健康。2021 年 9 月，我懷着喜悅的心情，期待女兒呱呱落地。豈料，我們還沒有來得及開心，就被告知女兒心臟存有雜音，需轉介去心臟科。又過了三個月，我們奇怪她的肚仔一直那麼大，體重身高發展緩慢，看了不同醫生，卻不見異樣。

直至一歲半時，女兒確診新冠入院，當晚在隔離病房抽血後幾小時，我們突然被告知她病危，要立刻轉入兒童深切治療部。後來經醫生解答，女兒竟患上了超級罕有基因病！和所有罕見病患童的父母一樣，我們經歷了確診的晴天霹靂、怨天尤人的無盡哭泣、心疼孩子的無可奈何、看不到光明未來的徬徨無助，以及養育過程中無數的擔驚受怕。但我知道，悲傷的情緒只會把我們往深淵裡愈拖愈遠。

人生在世，必須面對現實；作為父母，必須對我們的孩子負責。我不希望我的女兒整天活在疾病的陰影中，我希望她可以儘量像健康孩子一樣自由地探索這個世界，在可控範圍裡，有能力掌舵自己的人生。

GSD1 患者的日常生活

GSD1(Glycogen Storage Disease - Type 1，肝醣儲積症第 1 型）指因肝糖 (Glycogen) 分解、調節作用異常，無法順利轉化成葡萄糖應付人體之需，而導致的低血糖。這病會有很多併發症，比如肝腺瘤、心臟和腎病等等。由於患者會不斷出現嚴重低血糖，其肝臟、腎臟亦會互相影響。肝臟會失去調節血糖的功能，血糖變成毒素，積存在肝。腎臟代謝異常也引導致尿酸高、血脂高，一環扣一環。

照顧 GSD1 孩子，既要預防低血糖，又要維持血糖穩定。因此，患有此病的小孩終其一生都不能吃含糖食物。果糖、乳糖、白砂糖，基本上所有入口感甜的食物，包括水果、雪糕、蛋糕，對 GSD1 病童來說也需嚴禁。澱粉類食物如粉、麵、飯等也必須嚴格控制份量，否則過多的糖份會變成他們的毒藥，引致嚴重低血糖。

GSD1 患童生活上只能少吃多餐，晚上不可以進食。在醫療方面，一般建議是長期插着鼻胃喉或透過手術胃造口，在晚間用機器逐少給予微量糖份維生。另一個辦法，則是讓小孩在晚間每兩、三小時起來一次喝生粟粉水（煮食用的粟粉）。粟粉對他們來說，可算是唯一的救藥，但生粟粉水飲用條件苛刻，很刺激腸胃，容易肚屙，而且必須用不高於 40℃的水沖喝。至於其他很多健康食物（如水果、牛奶），或普通不過的食物（如蛋糕、麵包），我都不能讓女兒吃——一個蘋果足以使她全身血中毒，甚至失去性命。

為確保女兒的血糖穩定，我不能讓她空腹和有飢餓感，只好按醫生指示，每日每數小時督促她喝下她不喜歡的生粟粉水，猶如吃藥。她的飲食要百分百準時，遲一秒的餵食也足以讓她的低血糖危及生命。正因為永遠不知道小孩子下一秒的血糖會如何，身為父母的經常提心吊膽。

除了飲食上的極大限制，女兒的活動和睡眠也一樣受限。她自確診後，身上除了要裝上 24 小時血糖監測儀器外，每日於餐前、喝生粟粉水前，以及低血糖時，也要像糖尿病人一樣「拮手指」。我曾試過一天內戳了她二十遍，手指腳趾千蒼百孔。血糖儀最多只能使用十日，之後每十日便要更換一個，每次打在小孩身上，真令人心酸。這血糖儀會讓小孩皮膚敏感，常常抓至出血，令她不適並試圖拔出來。我每天都得監測著女兒的血糖，就連她走路時也要看着血糖，低血糖時不可以動，要制止她。女兒睡眠也受限制，因為晚上要每兩至三小時起床飲生粟粉水，故我從未曾讓她連續睡過八個小時。平凡不過的「一覺瞓到天光」，是這些病童一輩子的奢望。

偶發的小病，如感冒腹瀉，對 GSD1 孩子而言也是如臨大敵。因為他們的身體失去了調節血糖的功能，一旦出現屙嘔便要入院，普通的腸胃炎已足以致命。就算發燒，他們也不能隨便吃藥，因為很多藥也會影響血糖。即使無其他病痛，患童幾乎每個月都要到醫院接受抽血監測，令小孩對醫院產生恐懼感。不少父母為了全面照顧孩子而放棄就業。我也因為照顧上的壓力，每晚都無法睡覺，要熬夜看血糖，有時更會被低血糖警報驚醒。每天的睡眠被打斷，所以我的健康也開始走下坡了。

GSD1 小朋友的智商正常，卻要面對自己的與人不同——我女兒可以入讀正常學校，但身為父母的要在門外守候，以防她隨時出現突發情況。我的女兒亦不適宜參加學校的生日會或其他運動，因為她幾乎什麼也不能吃，又或者因未到進餐時間而不能吃。她是十分聰明的小孩子，卻要面對非常嚴格的飲食及生活控制，這絕對會影響她成長的心理發展。

回應小孩困擾和自卑處理

小孩子怎會不愛吃甜食？但我卻常要阻止女兒吃甜食，使她感到遺憾。有時又會因為她剛吃了粟粉而不能馬上再次進食，我得向她解釋為什麼不可以吃，偷吃後需要付出怎樣的身體代價。

小孩或許會有許多困擾：為什麼我那麼倒楣得了這個病？為什麼把這麼差的基因遺傳給我？我要引導她***積極去看待這個病***——例如我會告訴她：***凡事都有兩面***，我們不幸得了這個病，但它也會促使我們學會克制、珍惜等。

當她抱怨父母帶給她不良基因時，我就會告訴她：這是因為她聰明，知道自己身體不好，所以在天上找爸爸媽媽的時候，才獨具慧眼選擇了我們這對夫婦。她知道我們會很好地照顧她，和她一起克服這個病。

從小我就要跟她強調，有病不可怕，我們比別人在生活上艱難，但也使我們更堅強，不應該自卑。未來當遇到同學給她零食，不要避諱跟別人解釋自己的病。我估計同學看到她喝粟粉水時可能會嘲笑她，所以我就預先教導她，向同學解釋自己喝的是保命的粟粉，並讓她明白：***當一個人坦蕩和大方地揭開自己的傷疤時，世界是沒有想像中那麼壞的。***

最後感言

我的女兒不是一個健全的孩子，可以預見她未來的人生路會有很多荊棘。作為父母，我會盡全力為她保駕護航，但我更希望她能夠成為一名披荊斬棘的勇士，敢於面對生活的困難。真正的勇士，就如法國作家羅曼羅蘭所言：「……***是能夠在認清生活真相之後，依然熱愛生活***」。

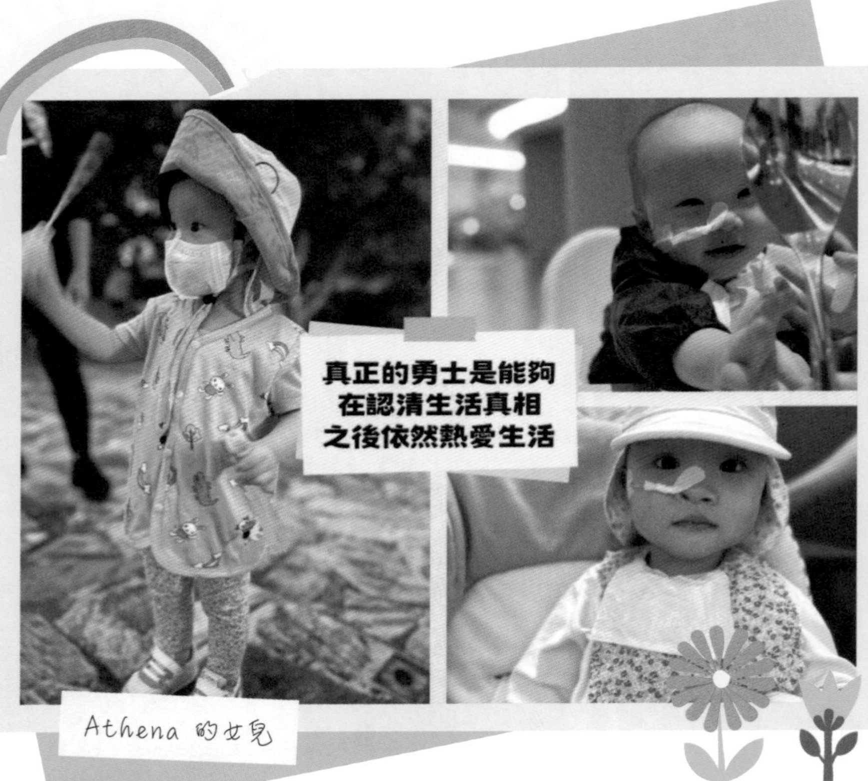
真正的勇士是能夠
在認清生活真相
之後依然熱愛生活
Athena 的女兒

3.11 別讓夢想變成空想

罕盟會員　賴君怡

我和很多年輕人一樣擁有夢想，並且相信生命可以影響生命。

在我大約五、六個月大的時候，父母發現我轉身有困難。隨着年齡的增長，我更明顯感受到自己和其他小朋友在行動能力上的差異。經健康院轉介至聯合醫院後，約兩歲時，我確診患上脊髓性肌肉萎縮症 2 型 (Spinal Muscular Atrophy Type II, SMA2)，這是一種脊髓前角細胞與腦幹運動神經元退化的疾病，是來自父母基因缺失的罕見疾病。雖然至今我從未能自行站立或步行，但幸得家人一直無微不至地照顧我，使我無需長期住院。

長期的治療

大約在 2021 年，我開始接受治療脊髓肌肉萎縮症的藥物，這是需要持續每四個月到醫院，接受脊髓內注射 (Intrathecal Injection) 的針藥，是全球首款可治療 SMA 的藥物，也是當時唯一的選擇。我向來都怕打針，但畢竟針藥是這個病的主要治療方式，我還是鼓起勇氣克服了這個心理障礙去面對治療！

因我在十歲時做了脊椎側彎矯形手術，影響了兒科醫生做腰椎穿刺時在脊髓內注射針藥的準確性。為了方便找到藥物注射到脊髓內的位置，我接受了一項脊骨手術，骨科醫生在我的肚皮開了一個造口管連接到脊髓內；透過造口給藥，便無需每次都接受腰椎穿刺。

現在我已由兒科預備轉到成人科，仍未見過成人科醫生。因擔心成人科的醫生不太熟悉我的情況，亦沒有注射 SMA 藥物的經驗，所以我會考慮轉用近年引入的新口服藥，是首款用於治療 SMA 的口服藥物。

除了藥物治療，我亦有接受每星期一次的上門物理治療。平時，我也會在家人協助下每日拉筋，並會使用企架、腳托等作練習，以及定時使用咳痰機。雖然就讀的特殊學校每星期會有一節運動課，但礙於人手和設施不足，未能完全貼合身體需要來安排運動，我暫未有機會作多方面嘗試。儘管如此，我尋求到捐贈，幸運地獲贈一輪站立電動輪椅。我堅持每日使用自己的站立輪椅作訓練，以改善肺部功能、保持關節及體位耐力。

我的夢想

目前，我需要媽媽及工人姐姐 24 小時的照顧，並且使用呼吸機和有站立功能的電動輪椅。我的雙手可以控制電腦，腳部關節亦可以輕微活動。

然而，我從不覺得自己很慘。雖然不可以走路，但我跟正常人一樣可以做到自己喜歡的事。閒時除了跟幾個好朋友外出看電影外，我亦喜歡畫畫、製作標本、看顯微鏡、研究塔羅牌和占卜。縱然我未曾接受過專業美術老師的指導，DSE（香港中學文憑考試）亦可能因為考試模式、覆診及住院等問題而受到影響，我仍會盡最大努力爭取入讀香港中文大學的藝術系，並出版兒童繪本集，讓小朋友透過我的畫作看到堅毅與盼望，從中獲得力量，勇敢追尋自己的夢想。

其實，任何人都必定會遇到逆境。我不會以患病作為逃避困難的借口，因為我一直深信辦法總比困難多。只要自己不放棄，定會看見上天為我打開的一扇窗。

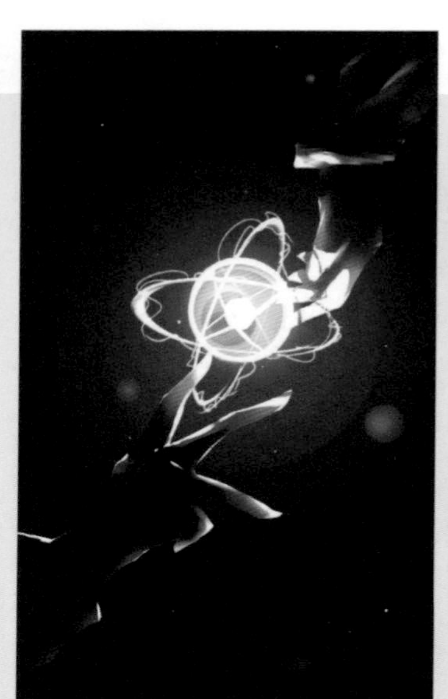

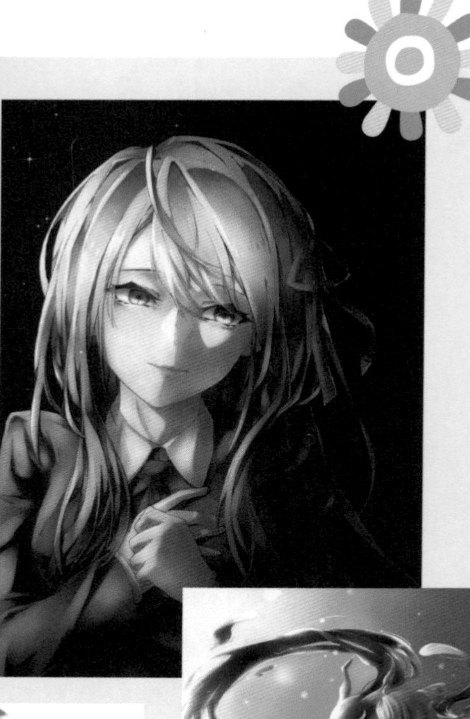

賴君怡的電繪作品

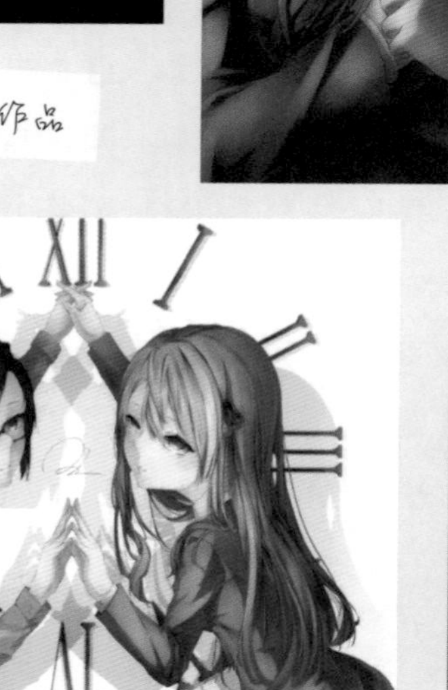

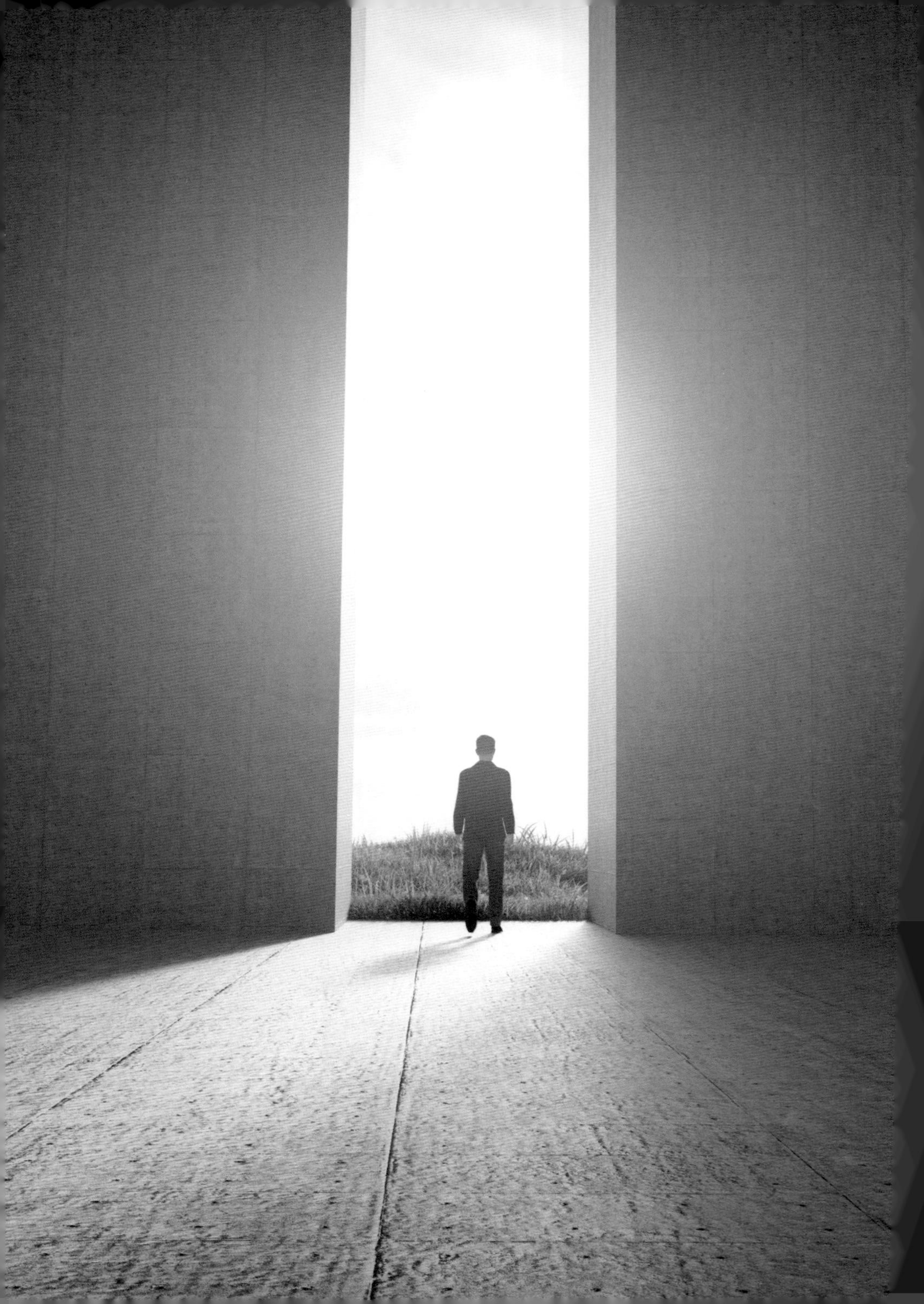

第 4 章
踏上希望大道

治療罕見病，就像走在一條不見盡頭的隧道。幸好，隨着科技、醫療與社會政策的進步，這條道路的盡頭，總算亮起了希望之光。

4.1 創新藥物，改寫命運

兒童腦神經專科　廖鑑添醫生
罕盟會長　曾建平

脊髓肌肉萎縮症(Spinal Muscular Atrophy，SMA)源於運動神經元存活基因1(SMN1)缺失或無法正常運作，身體無法製造足夠的SMN蛋白，來維持運動神經元細胞的存活及正常功能。運動神經元細胞負責傳遞控制肌肉運動的訊號。一旦缺乏足夠的SMN蛋白，運動神經元細胞便會死亡，無法復原。當大腦的訊號未能傳遞至肌肉，四肢會無力，肌肉會萎縮，呼吸、吞嚥或説話等會開始困難，甚至永久失去功能。

治好不治之症

以往SMA是不治之症。2016年，首隻可治療SMA的藥物Nusinersen面世。翌年港府積極回應了患者訴求，透過「特別用藥計劃」把該藥引入香港臨床試用。2018

年 9 月，Nusinersen 正式在港註冊和被納入安全網，需要此新藥的一型和二型 SMA 患者可獲政府資助用藥。但由於該藥需在脊髓內注射，故一些因併發症、脊柱嚴重側彎或其他原因無法接受注射的患者都不獲處方。

2021 年 10 月，首種可治療 SMA 的口服藥 Risdiplam 登陸香港。醫管局與藥廠達成協議，為符合條件的患者提供免費用藥計劃。引入口服治療後，之前不能接受脊髓內注射的一型、二型患者，以及部分三型患者，現在皆有藥可用。Risdiplam 在 2022 年底被納入安全網後，SMA 患者可選用在家口服藥，從而大幅減省因治療所需的人手和時間，也減輕了公營醫院服務的壓力。

運動神經元細胞一旦死亡便無法逆轉，治療刻不容緩。2022 年又有一種新的基因藥 Onasemnogene Abeparvovec 在港註冊。基因治療針對發病根源，只需一次靜脈滴注便可一了百了，適用於 21 公斤以下的 SMA 患童。

基因治療針對 SMA 發病根源，將運作正常的 SMN1 基因，透過如「運輸車」的載體，傳送到運動神經元細胞。這有助恢復 SMN 蛋白製造，令運動神經元細胞可以繼續正常運作，阻截病情惡化。基因治療亦可免卻脊髓梢內注射的風險，或每天餵藥的困難。

罕罕而談

脊髓肌肉萎縮症一型、二型與三型

脊髓肌肉萎縮症一型是最常見和非常嚴重的類型，病徵在患者 6 個月大之前已經非常明顯。在沒有治療的情況下，一型病童不能獨立坐穩或站立，他們大多數會因呼吸衰竭在兩歲前死亡。

脊髓肌肉萎縮症二型通常在患者 6 至 18 個月大時出現病徵。病童可以在沒有支撐的情況下獨立坐穩，但不能獨自站立或行走。儘管預期壽命縮短，大多數都能活到成年期。

脊髓肌肉萎縮症三型在患者 18 個月大後才出現病徵。病童可以獨立行走，預期壽命不受影響。

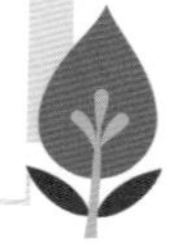

SMA 基因治療於國際間已擁有超過七年半的臨床數據，接受治療後的兒童，全部都能達致應有的成長里程碑。

尤其是在未出現症狀的SMA嬰兒，效果更為顯著。在接受基因治療後，他們全都如正常嬰兒一樣，毋須儀器協助即能呼吸、進食。對已出現症狀的嬰兒，SMA基因治療亦有一定的治療效果。

局方一決定，影響眾生命

每個小朋友都有無限潛能，SMA不應成為窒礙兒童發展的絆腳石。期望基因治療的突破，能改寫每個SMA家庭的命運。家長亦應為新生嬰兒接受SMA篩檢，及早發現風險，把握治療黃金期。

感謝醫管局近年不斷引進新的SMA藥物，為患者和照顧者帶來新希望。及時和適切的治療，不但可減慢患者身體機能退化的速度，維持其自理能力，大大提升其個人和家庭整體的生活質素，更可減輕社會福利的負擔。

然而，醫管局對SMA藥物設定的適應症範圍相當嚴苛，至今仍有一批三型成人患者苦等了七年仍無藥可用，每次看見新藥到港都只能望門興嘆。

願當局能參考境外的數據，儘快檢視藥物的適應症，讓三型成人患者早日有藥用。

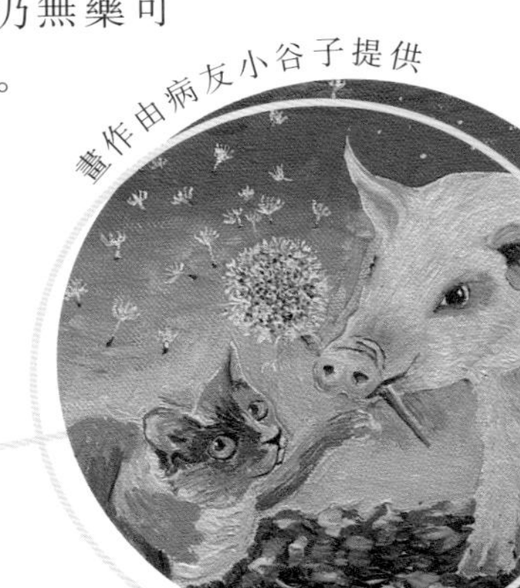
畫作由病友小谷子提供

4.2
奢望終可成真

罕盟理事　譚永亨

山窮水盡疑無路

作為罕見病患者的我，談到用藥，總是內心掙扎——既奢望着身體好轉，卻又擔心現實藥效不似預期。交叉點中，我選擇放膽邁步，勇敢爭取藥物治療。

我六個月大就確診患上「脊髓肌肉萎縮症」(Spinal Muscular Atrophy，SMA)。分類上，我屬於比較嚴重的二型，只有右手兩隻手指能動，勉強可操控電動輪椅和特製滑鼠來學習和工作。

當年香港沒有治療SMA的藥物。知悉兒子患上這罕病，我的家人無疑是晴天霹靂。他們四出尋求治病之法，不論中西古今，對任何聽來言之鑿鑿的療法都趨之若鶩，卻換來一次又一次的失望。

隨着年月漸長，我感到身體狀況每況愈下，加上工作量增加，身心都有莫大壓力和負擔。

喜出望外的轉機

直到2021年，看似前路滿是陰霾之際，年底突然傳來好消息——我可參與「恩恤用藥計劃」，接受口服藥療程。因為曾經歷多次失望，我起初只抱着「一試無妨」的心態。然而，過了一段時間，我感到活動能力漸漸改善，雖然只是輕微的進步，但對我來說是一支強心針。

最初是軀幹的肌肉改善，漸漸地，頭、頸都可不用頭枕支撐，體力也慢慢好轉。以前我外出一天便要休息兩天。用藥後，即使每天外出工作，我都能輕鬆應付。這些改善，已足以為我的生活質素和工作能力帶來翻天覆地的轉變。

我接受口服藥治療兩年後，醫生為我右手手指的活動能力作評估，發現有1分的改善。單從數字來說，1分是微不足道的進步，但對於出生以來都只能靠兩根手指操作物件的我來說，卻是令人欣喜的大躍進。

用藥以來，我的身體有着緩慢但持續的改進，驅動着我更放膽和自信地迎向未來，繼續追夢！

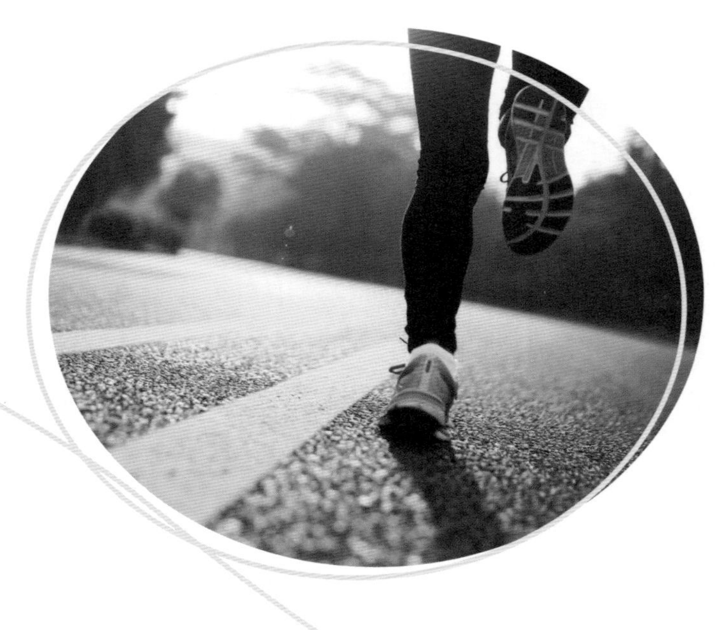

4.3 導盲犬快失業？

罕盟會長 曾建平

八成罕病由基因缺陷引致，對患者的器官造成系統性影響，包括視覺。筆者便因患視網膜色素變性 (Retinitis Pigmentosa，RP) 以致視覺全失，需依靠導盲犬輔助出行。

「電子版」導盲犬

日前我在內地接觸到一件輔助器具，能發揮許多導盲犬有的甚至沒有的功能。那是一頂輕便的太陽帽，奧妙在帽沿上下。

帽沿上有一個小雷達，提醒用者前方有障礙物，障礙物的距離可以按用者需要調校，例如 1.5 米、0.8 米之類。在設定範圍內如有障礙，雷達便會發出警示，離障礙越近，警示聲越急促。

貼緊帽沿下方的是鏡頭和控制按鍵，功能包括定位提示、讀出前後各方的建築物和公司名稱、詳細描述眼前的景物等等。我戴上後左顧右盼，它告訴我右面是什麼大廈、左面是某集團的辦公樓等等；然後我向着左面，問它：「那裡有沒有人？」它告訴我：「那是一位女士，穿綠色衣服」我再問：「她胖嗎？」它笑了，說：「有點豐滿。」原來鏡頭是可以直接連接到後台，那裡有全天候值班的人員，隨時為你描述眼前的情景，不是「人工智能」，卻是「工人智能」！

令我更佩服的是，隨手拿起一本書翻開一頁，用鏡頭對着，它便會由頭到尾一字一句讀出，中文英文均清晰準確，翻開下一頁，一樣照讀無誤。

我的導盲犬除了可以為我避開障礙之外，全不具備這頂太陽帽擁有的種種高超功能！

據介紹，它與一部智能手機的功能相近，是內地一家頂級電訊商的產品，售價6,000多元人民幣，加上後台服務費每月約200元，不過暫時未在境外包括港澳台銷售。

也許內地的導盲犬要比香港的同行更快下崗了！

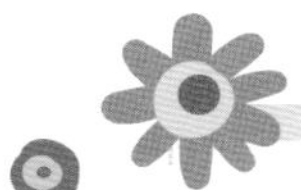

罕罕而談

導盲犬

導盲犬的歷史可以追溯到20世紀前期。在一戰中，許多士兵因戰爭傷害而失去了視力，人們便開始意識到狗可以被訓練成視障人士的「導航助手」，相關訓練和研究逐漸開展。

導盲犬除了能替視障人士帶路，迴避行人、車輛、障礙物等潛在危險，更重要的是牠們還能為視障人士提供情感支持和陪伴，減輕主人的壓力和孤獨感——這些「感性」的功能相信非「人工智能」或「工人智能」能一朝一夕取代的。

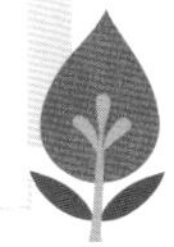

畫作由病友小谷子提供

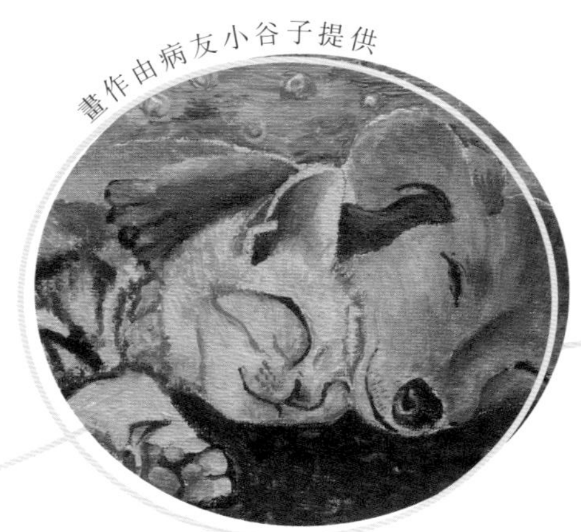

4.4
肺癌也算罕見病？

臨床腫瘤科專科　曾偉光醫生

根據香港癌症資料統計中心的最新數據，肺癌是香港最常見的癌症，亦是本港致命癌症的首號殺手。在 2020 年，肺癌新症共有 5,422 宗。

防不勝防的癌病

很多人或會以為，只有吸煙人士才會患上肺癌，但事實並非如此。

肺癌通常分為小細胞癌和非小細胞癌。非小細胞癌約佔肺癌的八成，當中以腺細胞肺癌（又稱肺腺癌）的發病率最高。肺腺癌的基因突變，以表皮生長因子受體 (EGFR) 基因突變最為常見，患者較常是非吸煙人士。最常見的基因突變是第 19 號外顯子 (Exon 19) 缺失和第 21 號外顯子 (Exon 21) 突變，而外顯子 20 插入型

(Exon 20) 則較為罕見，發病率大約只佔所有非小細胞肺癌的 2% 至 3%。

過去發現肺癌多是晚期，也只有化療、放療等方式，反應率欠佳，存活機會低。近年在醫療進步及努力下，許多肺癌被發現與基因突變有關。因此，最新的藥物研發方向是依據不同的突變類型，研發出對應的標靶藥物。從 2015 年開始，罕見基因肺癌已走向精準化、個人化治療。

基因檢測，重中之重

正因近年醫學界了解到基因突變與肺癌的關聯，所以對一開始正確的基因診斷漸加重視。再加上肺癌治療經常會對標靶藥物產生抗藥性，代表治療過程中亦會有其他的突變基因產生，也同樣需要使用基因檢測來進行診斷。無論治療前還是治療中，找出關鍵基因，才能對症下藥。

次世代基因定序 (Next Generation Sequencing, NGS) 就扮演了上述角色，此技術可以一次過篩查數百種基因突變，包含少見的基因突變型也能找出。這有助醫生預視抗藥情況，提供治療指引方向，處方最有效的標靶藥物，為肺癌病人爭取寶貴時間。

無論是罕見或常見的肺癌，存活率都會因診斷和治療時間而異。所以市民應多注意身體發出的警號，有懷疑便應儘早求醫。

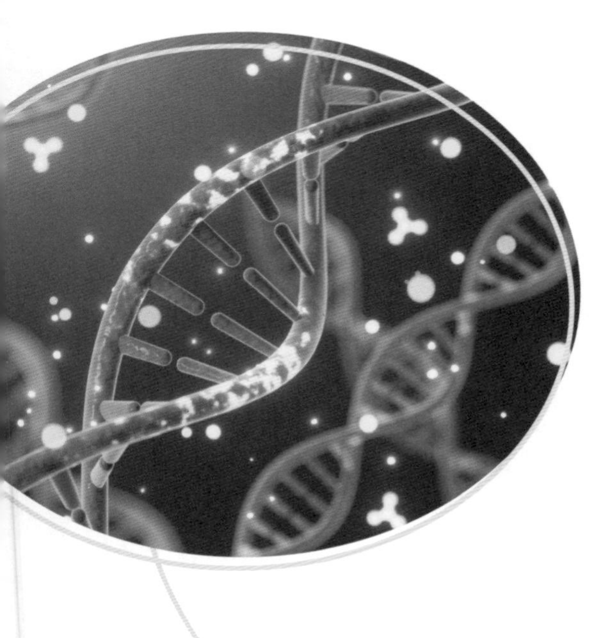

4.5
換肝的時機

**香港大學李嘉誠醫學院臨床醫學學院
外科學系臨床副教授 & 小兒外科專科
鍾浩宇醫生**

ALGS 與 PFIC

「阿拉吉歐症候群」(Alagille，ALGS) 與「進行性家族性肝內膽汁淤積症」(Progressive Familial Intrahepatic Cholestasis，PFIC) 皆屬出現於初生兒的先天肝臟疾病，二者於病理及表徵上有何區別？有何治療方式？

ALGS 與 PFIC 皆屬「先天性基因缺陷」所引致的罕見疾病。ALGS 的發病率約為四萬分之一，PFIC 則約為五至十萬分之一。ALGS 與 PFIC 不同的是，前者因遺傳自父或母其中一條不正常的基因而發病，後者則因遺傳了父母雙方各一條不正常基因而發病，故 PFIC 比 ALGS 更為罕見。

雖然兩者的病理皆為膽汁積聚瘀塞，導致肝功能下降，但ALGS屬「阻塞性黃膽症」，病因是微細膽管發育不良導致畸型或數量不足，使膽汁無法流通，造成膽酸積聚；PFIC則是因為肝細胞製造膽汁的功能出現缺失，使膽酸積聚，影響肝臟。

ALGS與PFIC患者的發病年齡大致相同，惟PFIC於臨床上分為三種類型。第一型和第二型與ALGS一樣，多於患者初生數個月至一歲前病發；而第三型則有機會於患者較年長時病發，像曾有患者於青少年時期因肝臟功能異常或肝纖維化接受檢查下才確診。此類患者於發病前，身體或較健康兒童虛弱，並常感到疲倦。

ALGS與PFIC皆會導致患者皮膚發黃和嚴重痕癢，惟二者的臨床表徵則有差異：ALGS患者的外觀多具典型表徵，例如前額突出、下巴尖銳、脊骨畸形、眼角膜出現白色環狀紋、血管病變，以及合併先天性心臟疾病等特徵；PFIC患者則只會出現皮膚發黃和嚴重痕癢，並無其他外觀上的表徵。

罕見先天性肝病礙病童身心發展

由於ALGS與PFIC患者皆以皮膚發黃為明顯表徵，其中ALGS患者的外觀更為典型，所以當初生兒具前文提及的表徵，臨床上便可斷症。但若要更精確地診斷，便需進行檢查確定，例如ALGS和先天性膽管閉鎖皆可導致皮膚發黃，醫生可通過超聲波和微創腹腔鏡檢查釐清病因。而最精確的診斷方式，便是抽取患者的腹腔組織，觀察微細膽管是否畸形；再對組織施行基因測試，識別致病基因。

ALGS與PFIC不但影響病童的健康，嚴重者可致命；而在疾病的陰影下，病童的身心發展亦往往大受影響。ALGS病童因表徵明顯，他們或會因外觀上的差異而被同伴取笑。另一邊廂，第三型PFIC患者因較遲發病，成長期間旁人往往不察其特殊的健康狀況，將其體質羸弱、終日疲倦誤解成懶惰，使他們百口莫辯。而無論ALGS或PFIC患者，都會出現皮膚極度痕癢的症狀，或可影響病童睡眠、日常生活和專注力。

因此，家長應常體察孩童的健康狀況，並給予病童足夠的支持和理解，同時更應積極地為病童治療。

疾病影響身心，而病童適逢成長期，更應積極地接受治療。一般而言，阿拉吉歐症候群(ALGS)可以透過藥物和膽汁分流手術舒緩症狀。惟二者皆屬治標不治本，故許多患者最終需要接受肝臟移植。

肝臟移植非愈早愈好

既然肝臟移植是最終極和徹底的治療方式，那麼是否代表越早為病童進行肝臟移植便越好，並可從此高枕無憂呢？非也！原因有二：

首先，初生兒的軀體太小，使手術相對困難。二來，患者接受肝臟移植後，便須終其一生服用抗排斥藥。然而抗排斥藥會影響免疫系統功能，輕則使其容易患上傷風感冒，重則有10%的機會導致病童患上「移植後淋巴增殖性疾病」(Post-Transplantation Lymphoproliferative Disorder，PTLD)，因免疫抑制而導致淋巴或漿細胞增殖，招致潛在的致命性併發症。

故肝臟移植對於年紀過小的患者，可能是「以病換病」，得不償失。因此，在患者生命安全的情況下，接受肝臟移植的時機當屬越遲越佳。更何況，香港的屍肝數量稀少、常供不應求，患者難有立即接受肝臟移植的機會。

話雖如此，病童的情況必須密切監察，在接受肝臟移植前，應積極治療，儘量以藥物控制病情，避免其迅速惡化，並改善病童的生活質素。

新藥誕生有望控制罕見先天性肝病　延緩換肝

幸而，近年最新研發的一種「迴腸膽汁酸轉運體(IBAT)抑制劑」Maralixibat已被美國食品藥品監管局(FDA)核准用於治療三個月大或以上的ALGS患者。

Maralixibat是一種口服溶液，只需每天服用一次。臨床試驗已證實它能有效降低患者的膽酸濃度，從而減低膽酸對肝臟的損害，以及緩解皮膚痕癢，並延緩需要進行肝臟移植的時間，對治療ALGS及第二型進行性家族性肝內膽汁淤積症(PFIC-2)尤其有效，且安全性高。在不久的將來，Maralixibat也將在香港註冊，我們拭目以待。

PFIC的治療方式與ALGS大有不同，以膽汁分流手術治療為佳，且成效較ALGS理想。相關手術可分為兩種，皆以將膽汁引流、減緩病情惡化為目的。第一種是將膽囊帶至皮膚表層，使多餘的膽汁從體外排除；第二種是將膽囊連接大腸，避免膽汁流經小腸、以減少膽汁積聚引起瘀塞。

「迴腸膽汁酸轉運體(IBAT)抑制劑」Maralixibat 對 PFIC 同樣具治療效果，尤以第二型更為理想。

肝臟移植雖為較徹底的治療方式，但 ALGS 和 PFIC 若經妥善控制，於接受肝臟移植前，七至八成病童皆可活至約 20 歲。由於本港的屍肝數量稀少，故不少患者家屬在可行的情況下都會選擇活體肝臟移植。長遠而言，患者的存活率並不低，但卻難以完全避免疾病對其身心發展的影響，唯有以藥物妥善控制病情，方能最大限度地減低疾病的負面影響。

然而，不論通過何種治療方式，患者家屬皆不應完全依賴將來的肝臟移植手術，反而應積極為病童治療。這一方面是改善患者的生活品質，避免症狀影響其日常生活，另一方面是避免病情迅速發展至肝硬化、肝衰竭等嚴重情況，危及性命。即便在接受肝臟移植手術後，也須妥善護理，避免移植後併發症引起的後患。

罕罕而談

肝臟移植

香港屍肝捐贈甚少，平均每年僅 20 至 30 例。根據血型，病者一般需等待 12 至 36 個月或更長的時間才能獲得移植。根據瑪麗醫院的資料，等候肝臟移植病者中，大約 40% 不幸在等候屍肝期間死亡；在深切治療的危殆病人，更只有少於 10% 及時得到屍肝捐贈。

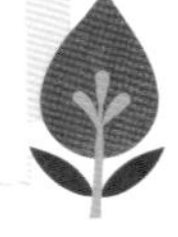

4.6

新標靶藥，新選擇

內科腫瘤科專科　龍浩鋒醫生

上皮樣肉瘤

上皮樣肉瘤 (Epithelioid Sarcoma) 屬罕見病，發病率高峰為 20 至 40 歲，是一種生長緩慢的軟組織肉瘤 (又名肌肉癌)，僅佔所有軟組織肉瘤不足 1%。

上皮樣肉瘤分為兩類：第一類是遠端上皮樣肉瘤 (Distal type)，屬典型類，一般呈現於皮膚表層和身體四肢。它最初可能會長出一粒或者幾粒紅色的瘤，有點兒紅腫，外表上或會被誤診為類風濕性關節炎，但後期有機會出現潰瘍情況。第二類是近端上皮樣肉瘤 (Proximal type)，一般呈現於身體內部，如胸膈或骨盆區，症狀通常不明顯，患者有機會因腫瘤壓住神經線時感到痛楚才會被發現，亦因此腫瘤可能已經相對較大，導致治療效果較差。

對症下藥

診斷方面，醫生一般會先使用影像學檢查，如進行核磁共振造影(MRI)等，掃描出腫瘤的位置和大小；然後使用活檢化驗，透過抽取身體部分組織或細胞進行化驗，作進一步診斷，分辨腫瘤是良性還是惡性。

上皮樣肉瘤的主要治療方法是透過手術切除腫瘤和周圍的正常組織。但病人在五年內仍有三至四成的復發機會。因此醫生亦會根據病人的情況，在手術後考慮進行放射治療和化療，以減低復發機會。萬一腫瘤復發或擴散到身體其他部位，無法再進行手術切除，醫生便會使用藥物性治療去控制病情。

最近，一隻新標靶藥 Tazemetostat 獲美國食物及藥物監督管理局(FDA)批核為治療上皮樣肉瘤的一線藥物，這無疑為晚期患者提供了多一項治療選擇。因為該藥物仍在進行香港註冊流程中，現時醫生只好透過衞生署的「指定病人藥物計劃」，為合適的病人在緊急或特殊情況下申請用藥，但藥費需由患者自行承擔。

畫作由病友小谷子提供

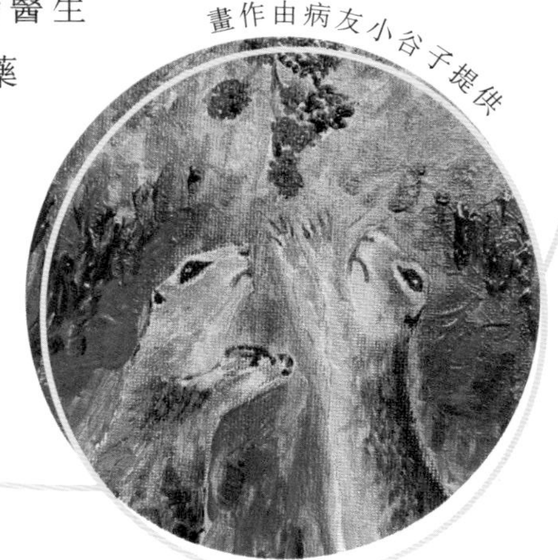

4.7
尋找他鄉的良方

香港威爾遜氏症協會副會長　何正琛
香港威爾遜氏症協會正秘書　鍾灝廉

第2章〈「銅」人不同命〉一文介紹了威爾遜氏症(Wilson's Disease)。本症的患者身體因ATP7B基因突變而無法自然排銅，導致重要器官如肝、腦、角膜等聚積過多銅質，造成傷害。

在香港，治療威爾遜氏症以進行排銅為主，主要治療藥物是D-Penicillamine和Trientine。前者是一線通用藥物，患者可免費用藥，但副作用較多，療效亦因人而異；後者則不在醫管局《藥物名冊》內，故需自費，並非人人能負擔。亦由於上述藥物對部分病友效果不彰，人們唯有四出打聽其他方案。最終，他們找上了內地安徽省合肥市的中醫藥大學神經研究所附屬醫院（下稱「神院」）。

安徽神院拜訪記

2023年10月，我有幸拜訪了神院，以了解真實情況。

神院創院院長楊任民教授鑽研威爾遜氏症達數十年，親手醫治了逾萬名患者。現任的韓院長亦對每一位病人無微不至。神院內所有醫師都有碩士或以上的學歷，且曾診治大量威爾遜氏症患者，經驗豐富，應對此罕病可算是得心應手。

此外，神院設有化驗室、影像診斷設施、康復部、中醫治療、構音訓練設施等，配套設施一應俱全；全院又劃分為數個病區，並有充足的人手，可為留院病人提供良好的醫患比例，和一站式的全方位照顧與康復計劃。

據了解，神院主要採用中國自主研發的西藥二巰丁二酸(DMSA)和二巰丙磺鈉(DMPS)於排銅治療中，並輔以由神院研發的中藥肝豆片，作用為清熱解毒、通腑利尿和活血化瘀，以助患者更有效地將銅排出體外。

威爾遜氏症會使部分患者面臨運動功能障礙。最明顯就是肌張力障礙會使患者有強迫體位、肢體強直、扭轉痙攣等問題，並失去自理能力；有些也存在構音、吞嚥困難等症狀。為助患者恢復活動能力，治療師會提供鬆弛訓練、物理治療、神經電刺激治療、針灸治療和推拿。至於構音和吞嚥的問題，就會施以神經電刺激治療和動作訓練。不少患者經訓練後，都能重獲新生。

一些曾到神院就醫，病情得到明顯改善的病友表示，神院提供的是一個全方位的治療和康復計劃。除藥物外，亦著重輔助治療，例如物理治療、神經電刺激治療、針灸和推拿等，同時更關顧到患者的疾病管理、心靈健康和婚育規劃等。只可惜，對香港朋友來說，去一趟神院所需的時間、精力和人力成本不輕，讓一些病友為之卻步。

神院表示樂意分享其獨創的療法和經驗，歡迎香港醫生到合肥交流切磋。希望醫管局不要遺忘那些未能受惠於香港現有治療的威爾遜氏症患者，不斷探索，引入更有效的治療方案，為更多患者帶來新生。

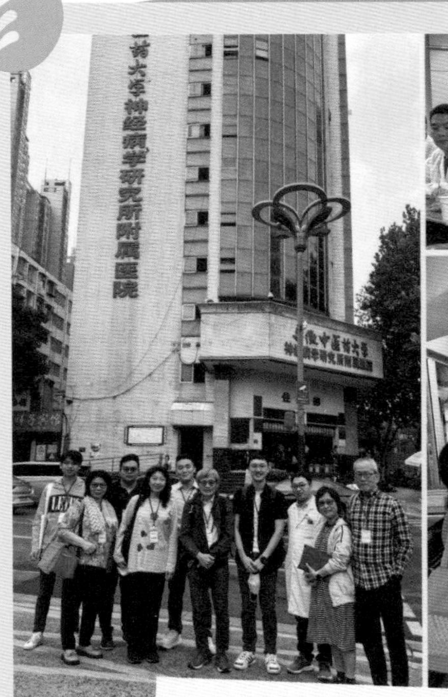

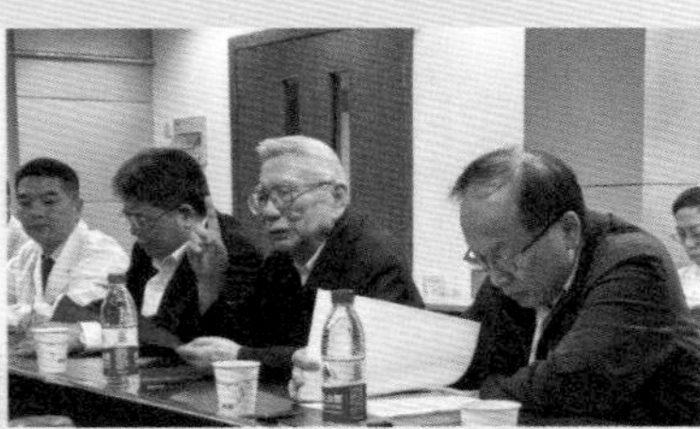

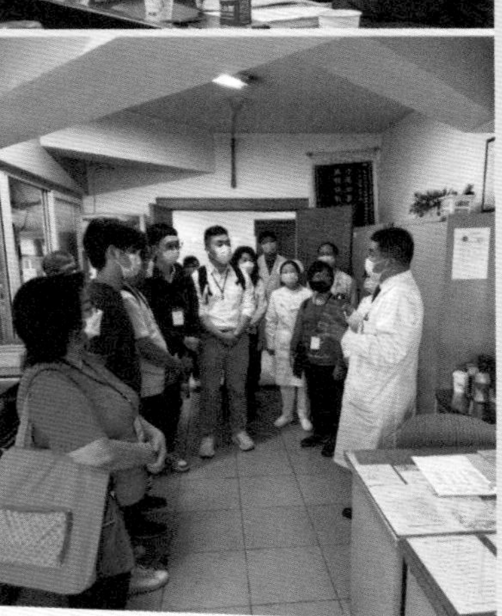

香港威爾遜氏症協會遠赴內地安徽省合肥市中醫藥大學神經研究所附屬醫院

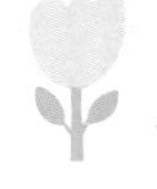

4.8

兒科的「瘦田」

香港大學兒童及青少年科學系名譽臨床教授
陳志峯醫生

我在 1989 年到瑪麗醫院兒科工作。當年醫院的兒童血液腫瘤科屬於十分冷門的專科，我被拉了進去，沒想到一做便做到退休。血液腫瘤病不是兒科的常見病，我的病人當中有不少是患有罕見病症。罕見病可以參考的病例很少，就算是同一個病，每個病人的情況差異也可以很大，治療方案需因人而異。

從前真的沒有多少醫生願意在這些「冷門」病房工作。當年香港應對罕見病的資源和研究不多，個案都很「棘手」，能治愈的機會不高，成功感很低。醫治罕見病的藥物通常都要從外國引進，但過程繁複漫長，需要由醫生協助向醫院管理局申請，並向「藥物建議委員會」解釋藥物的作用，很多時候都需要花上數年時間才能成功。這些額外的工作，也不是每位醫生都願意承擔。

但我的個性喜歡研究和找出方法去解決問題。每一個罕見病個案，對我來說就好像一道難題，我要想辦法去處理它、解決它。成功緩解兒童患者的病情，讓我有很大的滿足感——因為罕見病患者如果能夠在幼兒時期控制好病情，避免器官長期受損，讓身體和智力正常發育，他們成年後有很大機會能和一般人一樣過正常生活。治療成功與否，能夠影響他們一生。

陪伴病人一起長大

有些病人是我「由細睇到大」的長期病患者，我很重視與病人和病人家屬建立的長久關係，大家就像是朋友、親人一樣。罕見病複雜難醫，治療的道路未必會一帆風順，我們與患者一起經歷高低。誠然，當有些病人和病人家屬奮鬥多年後仍需接受最差結果，難免會對醫生心生埋怨。但我也是一個父親，很明白為人父母看着子女患病受苦卻束手無策的無奈和痛苦，我都是靠着同理心去和病人家屬溝通，陪伴他們走過艱難的抗病之路。

今天香港已經設立兒童醫院，不單為兒童罕見病患者提供更好的治療設施和支援，也為醫護人員提供更佳的工作配套和資源。今天兒科醫生的工作環境比我當年已有不少改善，不會像我以前那樣要「一腳踢」。在藥物方面，香港已有實驗室獲發先進療法製品 (ATP) 製造商牌照，可以在本地生產基因治療藥物，不再需要依靠外國實驗室，令造價過千萬港元的藥物成本下降，也減省了病人的等候時間，為很多需要接受基因治療的罕見病患者帶來曙光。

在大學教書的時候，我也接觸到不少醫科生對研究治療罕見病產生興趣。隨着專科醫院的成立和實驗室的發展，我相信香港將會有更多醫生和專家願意投身罕見病的研究工作。

第4章

踏上希望大道

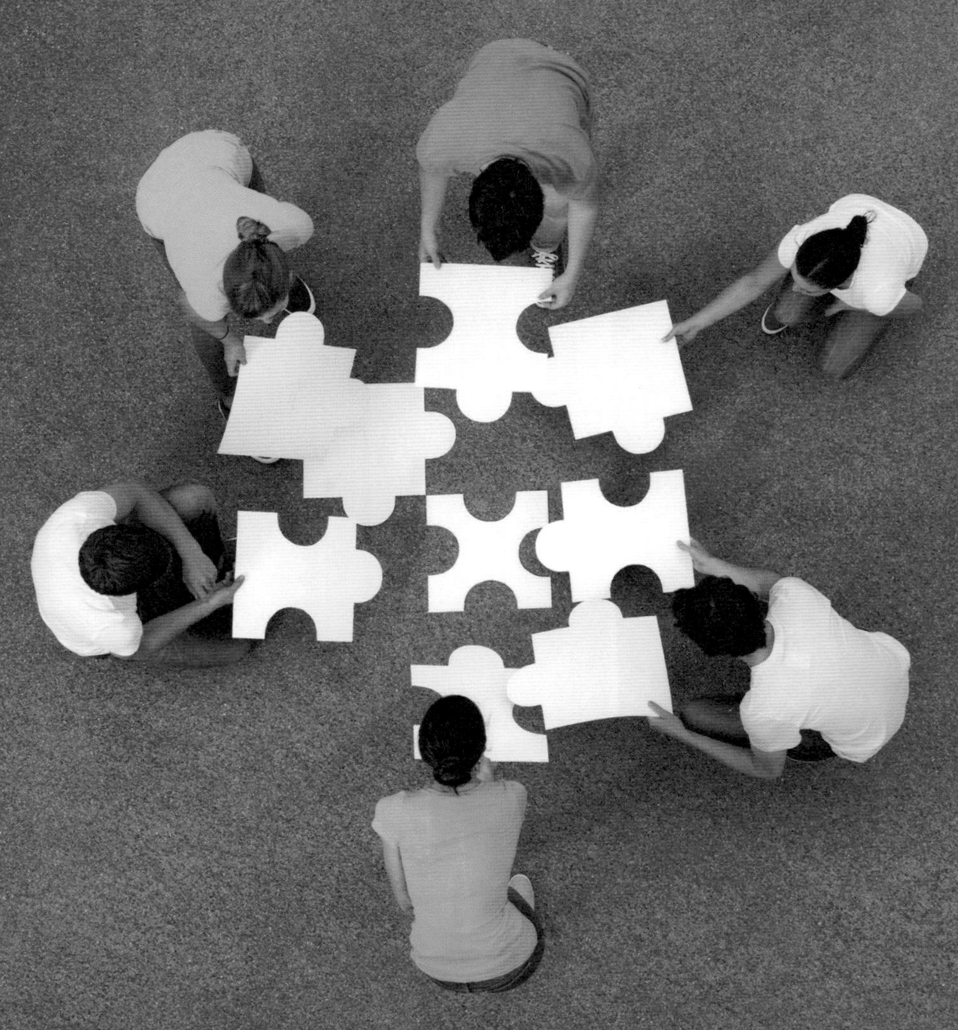

第 5 章
罕病政策點評

香港本地的罕見病政策，有準確到位之處，亦有粗心不足之處。如政府能做到廣聽民意，漸改漸進，這將會是病人之福，也是全港之福。

5.1 十載攜手共建

罕盟會長　曾建平

每年 2 月的最後一天是「世界罕病日」，這個由歐洲罕見病組織在 2008 年發起的年度盛事，旨在喚起社會大眾對罕見病的認識和關注。

罕盟成立十週年

2024 年的「世界罕病日」對香港罕見疾病聯盟（罕盟）別具意義，因為罕盟今年剛好踏入十周年，我想藉此回顧一下香港罕病政策和服務的轉變。

十年前，香港政府、醫護人員和普遍市民均對罕見病認知不足，故香港長久以來都沒有應對罕病的政策，醫療服務亦無分常見病與罕見病。罕盟的成立，就是希望提升大眾對罕見病的認知和關注，並讓決策者明白，有策略地應對罕病，不單是基於人道責任，也能更有效地運用資源和減輕社會福利負擔。我們以政策倡導、提升認知、能力建設為核心業務，透過與政府、醫療界、藥業界，以及多方持份者攜手協作，為罕病患者解決「三難」：確診難、治療難、買藥難。

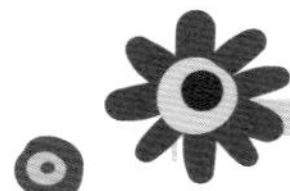

罕罕而談

歐洲罕見病「世界罕病日」

歐洲罕見病組織 EURORDIS 是一個非牟利聯盟組織，由來自 74 個國家，共 1000 多個罕見疾病患者組織共同合作，致力於改善全球超過 3 億罕見疾病患者的生活。

在 2008 年 2 月 29 日，EURORDIS 發起了第一個國際性的「世界罕病日」。把罕病日定於 2 月，這個有着特殊日數的月份，既呼應了罕病的獨特性，也希望借此喚起社會對罕見疾病的認識與重視。

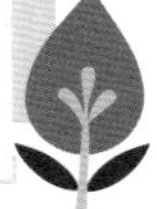

十年的耕耘

經過十年的努力耕耘，罕盟總算為罕病患者的診治、護理、社會支援等帶來了不少轉變。例如促成了：

- 政府調整和擴展醫學遺傳服務、逐步精簡新藥註冊流程
- 香港兒童醫院增設罕見病「個案經理」
- 瑪嘉烈醫院設立專責部門，幫助兒童患者由兒科順利過渡到成人科
- 醫管局建立罕病資料庫，為涉及多個器官的罕病設立和擴大跨專科團隊，為患者提供一站式覆診服務
- 「撒瑪利亞基金」和「關愛基金」優化經濟審查準則，讓為數眾多的患者有藥可用；去年更成立「罕見病工作小組」

這些政策與措施足以顯示，香港對罕見病的關注和服務，十年來有了雖非快速但卻明顯的進展。前瞻未來，罕盟會繼續與各方持份者共同攜手，讓罕見病被更多人看見！

5.2 罕見德政

罕盟會長 曾建平

改善藥物可及性一向是香港罕見疾病聯盟（罕盟）其中一項主要工作。我們經常與不同持份者溝通，希望他們支持罕藥資助申請，讓罕病患者有藥可用，病有所醫。

醫管局的改進

醫管局是我們的重要伙伴。雖然「罕藥入藥」的進程仍有改善空間，但無可否認，近年當局處事漸見從善如流。脊髓肌肉萎縮症 (Spinal Muscular Atrophy，SMA) 是其中一個例子。

SMA 曾是不治之症。由於基因變異，運動神經元細胞未能正常運作，患者會四肢無力、肌肉萎縮，出現呼吸、吞嚥及說話困難，甚至永久失去功能。嬰幼兒時期發病的 SMA 患者，終生要依靠輪椅和呼吸機為生，甚至活不過兩歲，醫生對此病束手無策。照顧者要隨時候命，疲於奔命。

隨着醫學發展，近年開始有治療 SMA 的藥物出現，惟藥費昂貴，連中產家庭都未能負擔。六年前，醫管局回應 SMA 家長、病友及持份者的訴求，把第一種 SMA 藥物納入安全網。他們的努力不但扭轉了患者的一生，亦大大減輕了照顧者的壓力。

期待更多治療方法被納入安全網

近來，針對 SMA 的基因治療獲衞生署核准在港上市。據聞只需一次靜脈滴注，就能針對 SMA 的發病根源，讓運動神經元細胞恢復傳遞肌肉活動訊息的功能，患童亦不用飽受終生打針食藥之苦。基因治療在外國已經有超過七年的臨床經驗，SMA 嬰幼兒在接受基因治療後，不但可以如常走路、進食，更能達致應有的成長里程碑。如常一樣，看似簡單，但正正是 SMA 患者及照顧者多年的夢想。

罕盟知道醫管局正探討 SMA 基因治療納入安全網的可行性，執筆時仍未有定案。我們期待在不久將來，SMA 治療會有多一個更針對性的選擇，為患者帶來多一份希望。

5.3
罕病重擔，誰來分擔？

罕盟會長　曾建平

香港在2020年罕病的社會總成本估計為560.3億港元，直接醫療成本更相當於全港醫療總花費約11.4%。即使香港有醫療費用減免機制，但根據香港大學一份有關罕見疾病社會經濟成本的報告，罕病患者的重擔依舊未減。

上述調查於2020年進行，訪問了全港284名患者和照顧者。研究運用醫療經濟學的方法，發現罕病的成本不僅來自醫療開支，也來自非醫療或間接的因素，造成患者的經濟困難。估計每名患者每年至少涉及開支48.4萬元，其中兒童患者涉及的開支更高達84.1萬元。

罕病患者需要面對的成本……

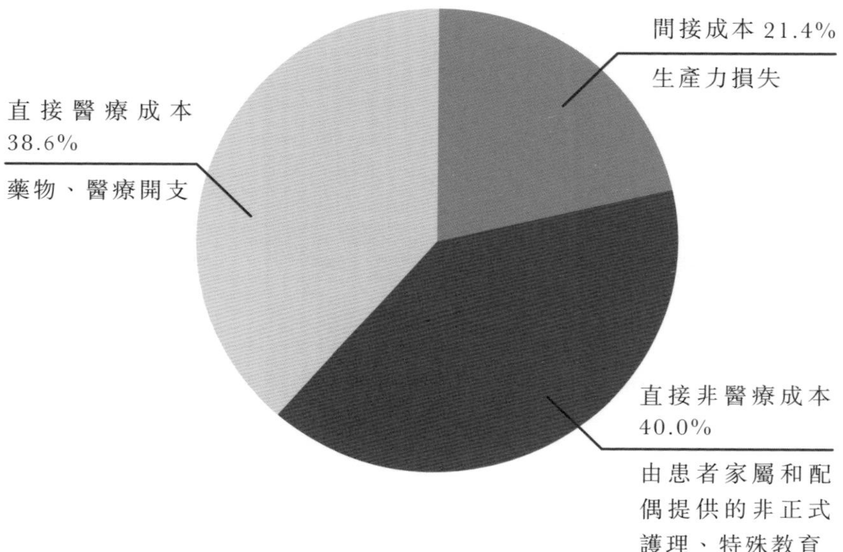

「直接非醫療成本」佔罕病總開支的最大份額，每名患者每年平均涉及 19.4 萬元。由患者家屬和配偶提供的非正式護理，佔直接非醫療成本總額的 66.2%，當中小兒和成人患者分別有 87.5% 和 54.1% 需要非正式護理。兒科患者的直接非醫療成本高達 39.2 萬元，明顯高於成年患者，主要因為兒童的非正式護理和特殊教育花費較高。

其次是「直接醫療成本」，每名患者每年為 18.7 萬元，主要為藥物 (51.6%) 和醫療服務 (45.4%) 開支。需要藥物治療的患者平均使用5.4種藥物；使用醫院和社區衛生服務的病人，平均每人每年就診9.5次；住院的病人每人平均每年住院5.3次。

「間接成本」每人每年約10.4萬元，其中67.7%是由照顧者的生產力損失所造成。68.9%的照顧者因替患者提供非受薪護理而本職受到影響。他們被迫失業和缺勤的成本，估計分別為每名患者每年4.4萬元和2.7萬元。

研究認為香港罕病的社會成本，和患者因自付費用超出負擔能力而陷入貧困的比率「令人震驚」，需要政府、醫療系統和社區之間的密切協調，提供全面的護理和系統改革，讓罕病也受到「全民健康覆蓋」的保障。

有關報告原文，可參閱 https://www.thelancet.com/journals/lanwpc/article/PIIS2666-6065(23)00029-9/fulltext

5.4
港府不能說出口的名詞

罕盟會長　曾建平

我十分好奇，為何世界各地都以「罕見疾病」來稱呼一些僅在極少數人身上發生的病症，但香港政府卻要標奇立異地稱之為「不常見疾病」？政府對「罕見疾病」這四個字的忌諱，就如《哈利波特》小說中的「佛地魔」，是一個不能說出口的名稱！

標奇立異的「不常見疾病」

例如 2019 年 3 月在立法會衛生事務委員會會議上，有議員提出《罕見疾病條例草案》，官方的回應是：「我們歡迎可以改善為所有病人（包括但不限於不常見疾病患者）提供護理服務的質素、效益和效率的建議……政府和醫管局致力為所有病人（包括不常見疾病患者）提供最適切的護理和治療。現時已有措施支援不常見疾病患者，並與《條例草案》的某些建議相若。為不常見疾病立法未必會有助於幫助不常見疾病患者。」

讀完這段文字後，感覺像被洗腦。君不見聯合國和世衛組織都以 Rare Disease 為名，內地和台灣都稱作「罕見病」，真想不透香港的精英為何如此不倫不類地另造新詞！而政府卻又從未就「不常見疾病」設立官方定義。

名重要，實也重要！

誠然，名稱和定義都不是最重要的，只要有政策幫到患者便可。以內地為例，即使罕病定義仍在反覆研究當中，但官方已公佈罕見病目錄，讓各持份者有所遵從。中央政府又以解決罕病患者的「三難」(確診難、治療難、買藥難)為目標，自 2018 年起不斷推出針對性的罕病政策，單就罕病藥物研發上市的政策就有 17 項之多。

反觀我們的政府，至今仍奉行着「一視同仁」的醫療政策，以「頭痛醫頭、腳痛醫腳」的原則應對罕病。當局一日未能摒棄守舊思維，一日難以為罕病患者「開新篇」！

5.5 無人駕駛

罕盟會長　曾建平

在 2023 年 11 月香港罕見疾病聯盟（罕盟）主辦的罕病研討會上，聽過北京協和醫院張抒揚院長和中國罕見病聯盟李林康理事長的講解後，讓我有感而發，在討論環節提出：香港的罕病列車似乎無人駕駛！

醫管局的好駕駛

醫管局的李立業醫生回應，他已上了這列車，正在駕駛。他透露局方最近成立了「罕見病工作小組」，由他的醫生團隊、數據統計專家、香港兒童醫院、瑪嘉烈醫院，以及專職醫療團隊組成。目前的要務是擴展數據庫，讓不同年紀發病的罕病患者都能有清晰的臨床流程；如病人有特殊的飲食需要，工作小組也有營養專家協助。至於罕病定義，醫管局以內地公佈的 207 種罕病為工作方向。

得悉李醫生正努力駕駛，我喜出望外。罕盟跟醫管局就罕病診治商討多年，他們一直從善如流，回應民意，現在還委派李醫生操作罕病專車，無疑是患者的福音。

指揮車在哪裡？

其實我説的無人駕駛，是指香港的「罕病指揮車」。就如警隊出動執行任務，浩浩蕩蕩的車隊，必須有一輛指揮車因應環境發號施令，組織協調整項行動。

醫管局有罕病專車，病人組織、大專院校、藥廠等都有自己的罕病車，這列罕病車隊卻沒有指揮車，只會各行其是，方向快慢不協調，難以產生協同效應。

一如張抒揚院長所言，罕病工作成效的根本和關鍵在於政府。國務院有關部委各盡其責，就罕病診治多措並舉，還支持成立了「中國罕見病聯盟」，統籌各方，把政府政策措施切實和有效地落實，讓患者真實地感受到改變。

希望香港還未有人駕駛的罕病指揮車，很快會有政府官員出來，像李立業醫生那樣向大家説：「我正在駕駛！」

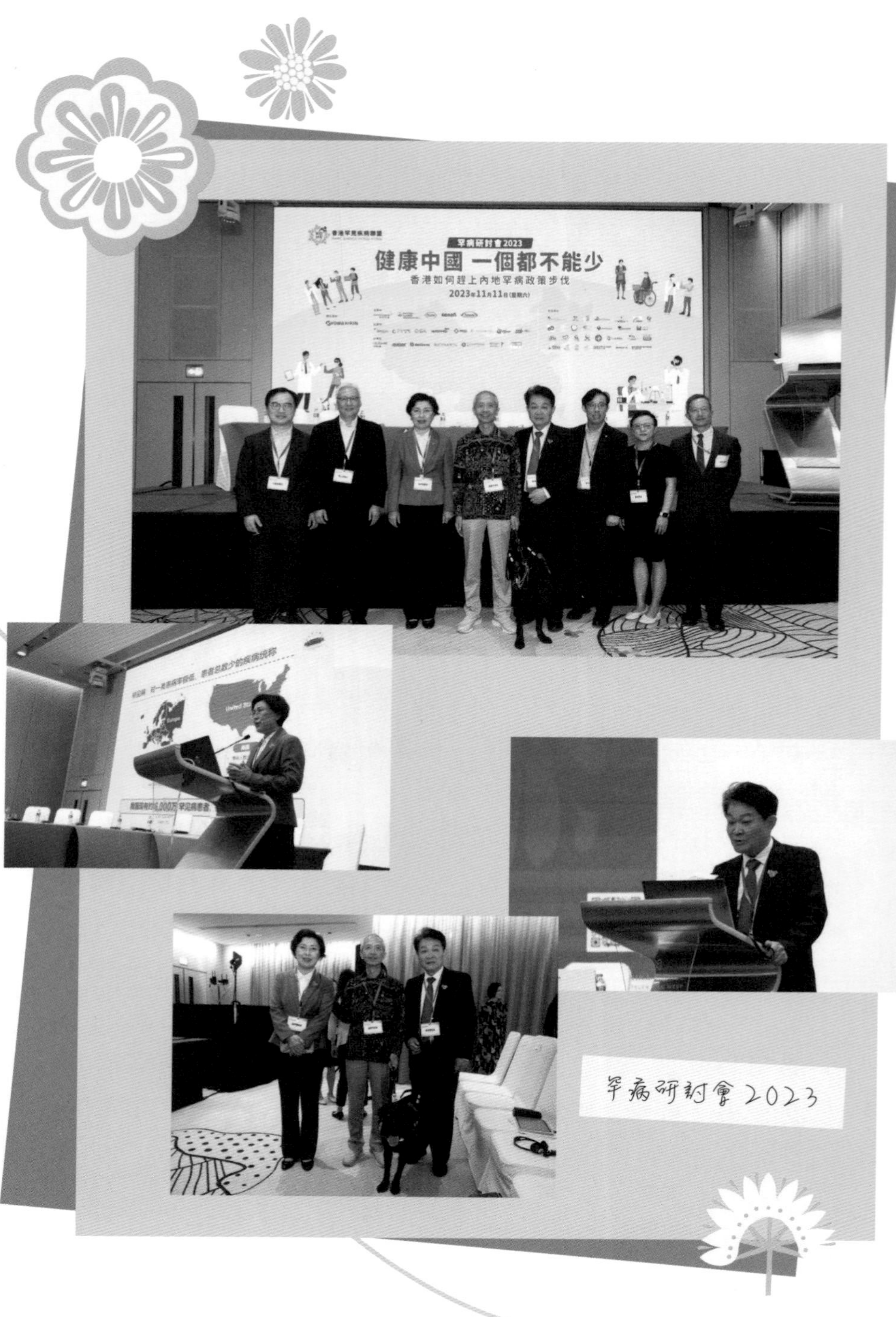
罕病研討會2023
健康中國 一個都不能少
香港如何趕上內地罕病政策步伐
2023年11月11日(星期六)
罕病研討會2023

5.6 實現「健康公平」

罕盟會長　曾建平

公平何處尋？

為何講「公平」？皆因有差異。

為什麼要有「奧運會」和「殘疾人奧運會」之分？因為他們的身體功能存在巨大差異，按同一標準同場競技，顯然是不公平的。要照顧差異，才能實踐公平。

人與人之間必然存在一些自然差異。要實現每個人的健康水平和壽命相同，顯然是天荒夜譚。

人的健康可以有很大差異，但不一定是由不公平造成的。差異的原因有些是不可避免的，例如自然的生物變異、瘟疫、意外等。有些差異卻是不必要和可以避免的，例如因為經濟困難、資源錯配、政策規劃原則或制度僵化等問題，導致患者得不到及時和適切的治療。

「健康公平」的目的不是使每個人都擁有相同的健康水平，而是減少或消除可避免之不公因素所導致的健康差異。

罕罕而談

「健康公平」

「健康公平」(Health Equity) 指所有公民都能發揮其健康潛力，不會因自身的社會地位、種族、年齡、性別，而得到高人一等或低人一等的健康待遇。

相反，健康不公則是源自社會、經濟及政治制度上的不公義。譬如說，比起城市其他地方的孩子，生活於貧民區的孩子有更大可能活不過五歲。又如在疫情期間，富裕階層比窮人更快獲得口罩、消毒液等防疫物品。

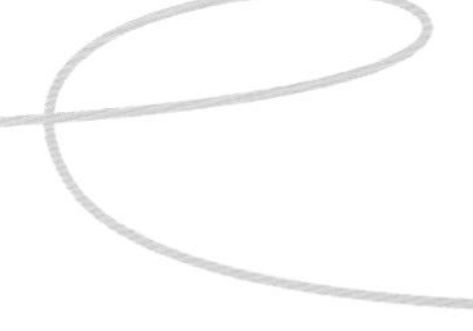

「一視同仁」，卻導致「有藥無錢用」

醫管局自2005年實施《藥物名冊》，目的是透過統一公立醫院和診所的藥物政策和用藥，確保病人可公平地獲處方具成本效益並經驗證為安全和有效的藥物。這出發點是可取的，問題是所有藥物的註冊審批和藥費資助模式一律採用同一套準則，看似公平和有效運用資源，卻已人為地造成「健康不公平」。罕病藥物的價格遠比一般藥物昂貴，而且難以在短期內取得醫療實證——把衡量一般藥物的準則套用於罕病藥物，有如毫無差異地要求殘疾運動員與高手同場競賽。

香港的公共醫療政策以「確保市民不會因經濟困難而無法獲得適當的醫療服務」為宗旨，但也正是這套「一視同仁」的藥物政策，經常令到罕病患者面對「有藥無錢用」的困境。

從應對罕病可見，香港要實現「健康公平」，尚有很大的改善空間。

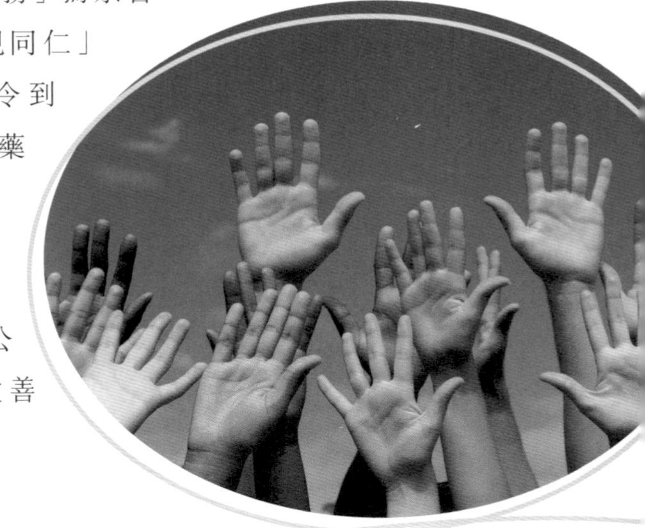

5.7
「平等」不一定「公平」

罕盟會長　曾建平

我受惠於長者醫療券多年，它無疑是德政。但如果從照顧長者健康需要來看，它卻不見得「公平」。

每名合資格長者每年獲發的醫療券金額，今年增至2,500元，累積上限為8,000元。不論是億萬富豪，還是「搵朝唔得晚」的長者，都一視同仁。在這計劃下，用不着的醫療券不能轉贈其他有需要的長者，一旦手上的醫療券不足應付健康需要，這項德政也愛莫能助。由此可見，説到醫療資源的分配，「平等」不一定「公平」。

「Equality」與「Equity」的差別

把醫療資源無分彼此地平均分給所有病人，那只是符合均等或無差異的原則(Equality)，而非公平(Equity)。真正的公平原則，是按不同病人的健康需要分配資源，讓每位病人都有平等的權利獲取所需的適切醫療服務。

不幸地，政府往往以「功效主義」的原則制定醫療政策，以為統一的機制和行政手段可適用於所有人，結果造成一群有特殊需要卻又永遠屬於小眾的罕病患者經常被忽略和遺忘。

「照顧差異才有公平」

希望當局和熱心助人的慈善基金明白「照顧差異才有公平」的道理，因應罕病患者的醫療和護理需要，制訂有針對性的政策和調撥資源，創造罕病患者與所有市民都能獲得健康平等機會的空間。正如政府遵循相關法例，為有特殊教育需要的學生制定特殊教育政策和措施，照顧他們的身心發展和學習需要，這樣才能達到真正公平。

畫作由病友瑤瑤提供

期望政府能改變「一刀切」的施政方式，本着「以人為本」的原則去實現其提倡的「確保不會有市民因為經濟困難而得不到適當的醫療服務」及「全民健康覆蓋」的願景。

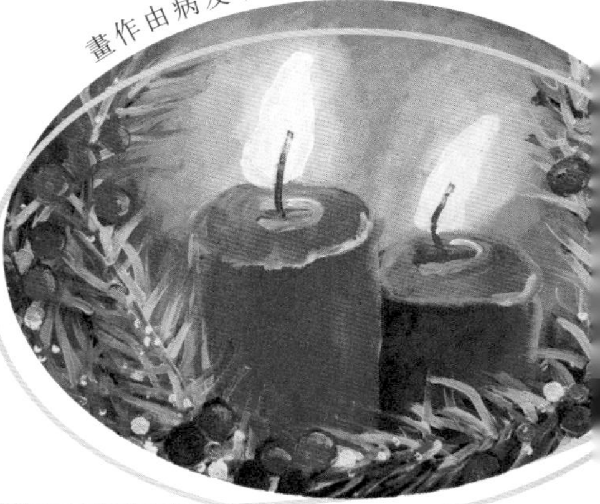

5.8 醫教研結合，管理新方向

香港大學深圳醫院骨科醫學中心主任
杜啟峻醫生

近十多年來我經常穿梭深港兩地，與其他香港醫生和內地的罕見病專家多次合作，親身見證到內地的醫療發展一日千里。如能結合兩地的頂尖醫療技術和資源，在「醫、教、研」三方面共同協作，兩地的罕病患者將得到更好的治療和跟進。

「醫」— 罕病診斷

診斷罕見病比常見病困難。罕病個案往往需要獲取多個專科的意見，進行多項測試和影像拍攝，花費很長時間才能斷症。現時內地已建立系統性的罕見病診斷，能做到快而準的檢測。如香港可參考內地設立罕見疾病協助網絡，引用標準化檢測，相信可縮短一些輪候時間，讓患者早日獲得治療，控制病情。

「教」— 醫生培訓

據估計，香港約有11萬名罕見病患者，而內地就有超過2,000萬名。我和其他香港醫生在港大深圳醫院工作多年，有機會接觸到大量罕見病病例，累積到的臨床經驗，對我們治療香港的罕病患者有很大的幫助。相信如有更多香港醫生能夠到內地檢視病例，與內地的醫生進行交流，定可提升兩地的罕見病診療能力。

「研」— 醫學科研

香港有很優秀的研發團隊，我們可以考慮將這些科研工作延伸到大灣區，整合兩地的病人數據進行臨床試驗，加速藥品通過審批。幹細胞治療等新藥研發在內地也很活躍，如香港的政策能夠配合，讓本地醫生、研發團隊和病人到內地參與研究和臨床測試，將可互補優勢。

另外，有些香港要付過百萬元才買到的昂貴罕病藥物，被納入國家醫療保險範圍後，在內地只需十分一或更低的價錢便可用到。香港可否設立機制，讓本地的罕病患者到內地使用藥物，以減輕患者的經濟負擔和公營醫院的壓力？

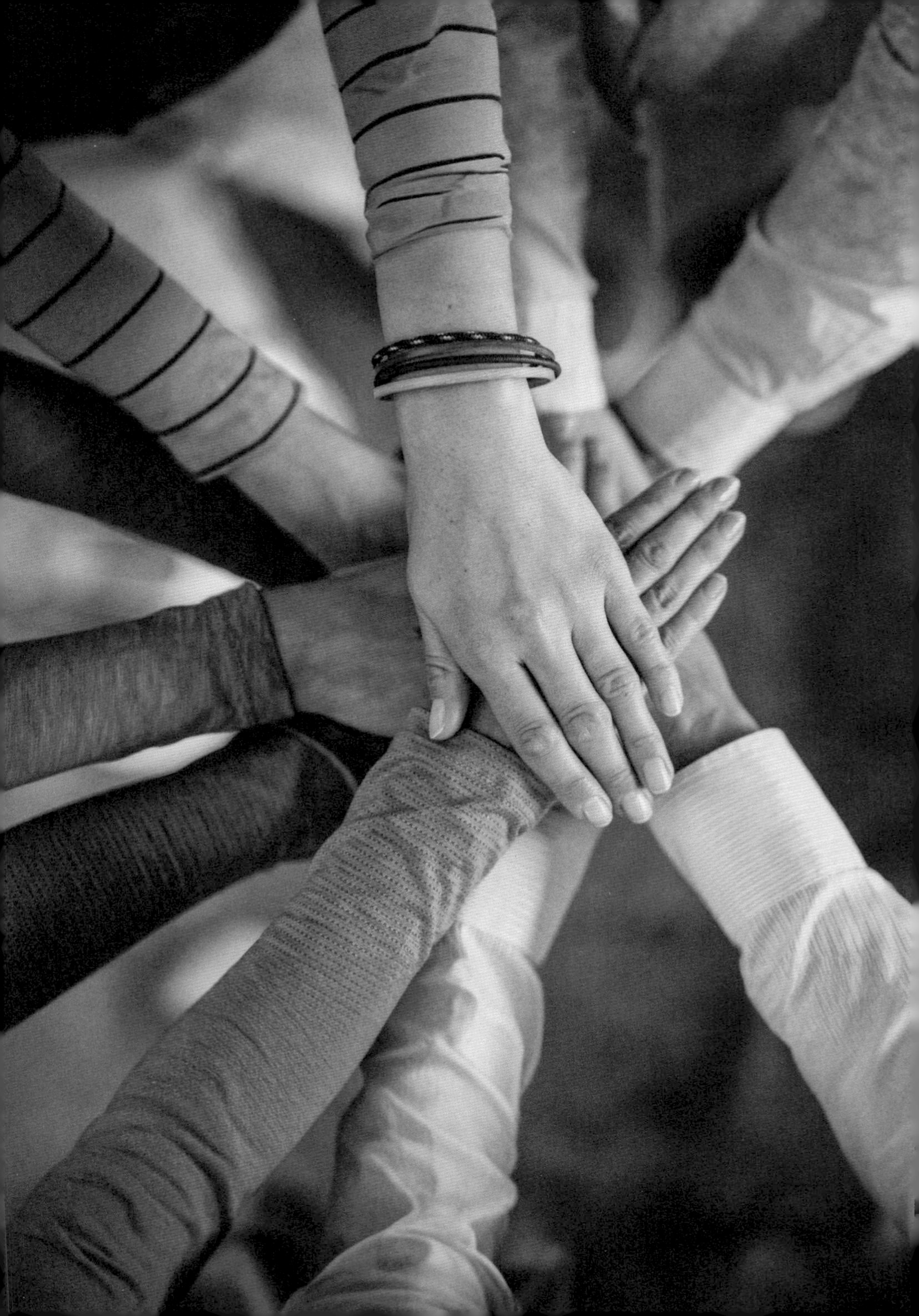

第 6 章

關愛的網絡

除了本地的連結，我們也積極與內地及海外的罕見病友和醫療機構聯繫，務求建立起一張屬於地球村的「愛的網絡」。

6.1
借鏡內地，跨越發展

罕盟會長 曾建平

在當今世界，罕見病逐漸成為全球健康議程的重要一環。近年，內地在罕病的政策發展一日千里。罕盟於 2023 年 11 月舉辦的年度「罕病研討會」，主題為「健康中國，一個都不能少：香港如何趕上內地罕病政策步伐」。北京協和醫院院長張抒揚教授和中國罕見病聯盟理事長李林康先生應邀親臨發表演講，令我們對內地罕病工作有了全面和深入的認識，更啟發了我們思考如何借鏡內地的作為，結合香港特點，跟上內地罕病政策的步伐。

內地的真知灼見

兩位內地講者談到，罕見疾病的定義與一個國家的經濟發展狀況直接相關，亦與發病的人數有關。罕病是一個嚴重、致殘、致死的公共衛生和社會的問題。估計現時中國約有6,000萬或以上的罕見病患者，社會影響超過三億人。

由於醫學界對罕見病的認知還比較有限，加上研發藥物成本高昂，罕見病患者面臨診斷難、治療難、用藥難的三難窘境。近年中央政府實行多部門多措並舉，在診斷、治療、篩查、藥物研發、用藥保障等全方位地回應了罕病患者的訴求，在罕病工作領域短時間內實現了中國特色的跨越式發展。

從兩位內地講者的演講可以看到，跨越式發展的背後是基於通過反覆調查、深入剖析，相關人員才可作出全盤規劃，制定針對性政策方案，加強和組建機構，最終確保願景有效落地並取得成效。其突出的基礎建設包括：建立三大國家級罕見病數據平台及國家級罕見病研究中心、全面加強人材培養的力度、創建罕見病醫學科、編著教材等等。

政府作為領頭

張抒揚院長在演講總結時提到：「不同持份者各司其職，共同促進罕見病診療能力提升，例如政府負責以立法、政策和社會保障去支持罕病，醫療與衛生體系負責建立註冊、研究和轉診系統，藥物研發企業負責提供技術支援和創新，以及社會公眾及患者組織負責提升知識的普及和疾病的預防。」

她表示，中國應對罕見病方案是全方位的，它涉及政府、企業和民間，並以確保罕病患者得到早診早治的保障為目標。在解決罕病的問題上，各方持份者都要盡其所能，各盡其職——但政府的政策才是最關鍵和最根本的。如果沒有政府的政策和牽頭，民間的組織都只能空着急。

香港要向內地學習

在研討會的討論環節中，多位嘉賓均認同內地罕病政策發展一日千里；有本地專家學者認為，香港可在「醫、教、研」三方面向內地借鏡或從中參與，讓香港的患者也受惠。

回顧近年香港的罕見病工作，雖在臨床服務有一些進展，但政府仍欠缺全盤規劃，也無具體策略和方案。與內地跨越式發展相比，顯見力度和溫度均不足。在一國兩制體制下，包括罕見病在內的香港衛生政策未必是中央政府的管治範圍，香港的獨特背景也不宜全套照搬內地模式。然而，罕盟深信特區政府完全可以參考內地的作為，結合香港在醫療體系、科研基礎、優秀人材和國際聯繫等方面的優勢，加強政策力度，主導官、商、民罕見病全方位協作網絡，縮小與內地的溫差。

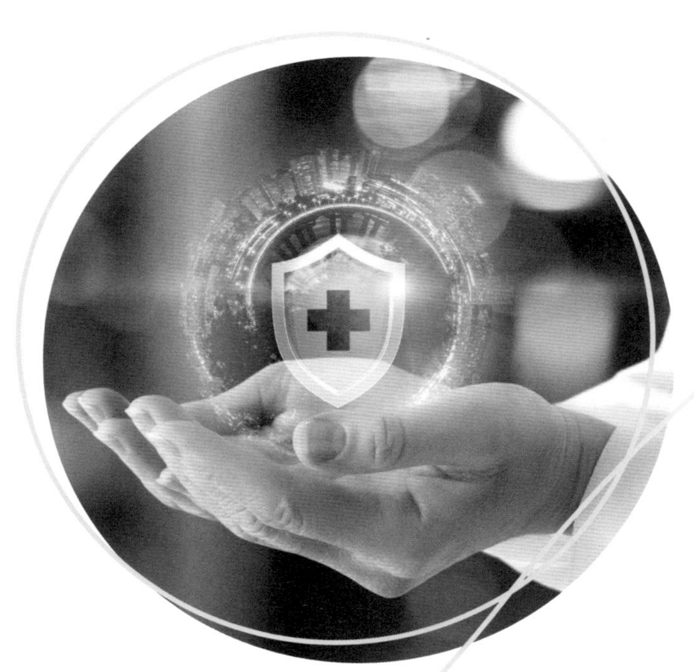

6.2
愛，有溫度

罕盟會長　曾建平

「愛，有溫度」

2023年11月，兩位內地罕病工作的領導來港，講解國家近年應對罕見病的政策措施和成果，令我深有感觸。神州大地罕病診治出現跨越式的發展，動力來於愛。愛，源於中央政府。

罕見病是令成千上萬患者致殘致死的社會問題。中央政府高度重視加強罕病的診治和罕病用藥的保障，先後頒佈了兩批目錄，共207種罕病。政府的罕病政策以此目錄為依據，建立了由300多所醫院組成的「全國診療協作網」，成立國家罕病醫學中心，實現醫、教、研的整體提升。衛健委、科技部、財政部、工業及信息化部、國家藥品管理局、醫保局等部門在支持科研、藥物生產、罕藥優先審批、納入醫保資助、擴大遺傳篩檢、培訓專業人員等各盡其責。

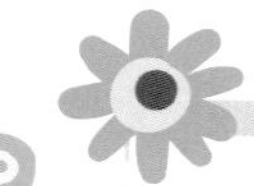

罕罕而談

全國診療協作網

2019年，經專家研究及省級衛生健康部門推薦，內地政府先行遴選了罕見病診療能力較強、診療病例較多的324家醫院，組建罕見病診療協作網。其中，包括1家國家級牽頭醫院、32家省級牽頭醫院和291家協作網成員醫院。

透過協同醫院之間的雙向轉診、專家巡診、遠程會診，協作網實現了罕病患者的連續診療服務，全程追蹤管理。這亦規範了罕病診療的標準，以便加強其質量控制，也為藥品供應提供了保障，並促進了臨床研究的發展。

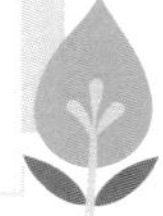

對罕病的關切

「中國罕見病聯盟」，是把愛集結和輻射到千萬患者的巨大平台。中國罕盟成立於2018年初，是經中央政府同意、由200多個醫療機構、高等院校、研究院所和商界企業組成的全國性交流平台。本着「以患者為中心」和「因為有愛，所以同行」的理念，它扮演宣講人（推動政策落地）、助力人（提升診療水平）、牽線人（表達企業訴求）、貼心人（實現患者願望）的角色。幾年來在集結各方專家、開展調查研究、訂立臨床指南和質量標準、提升社會認知、支援患者用藥、出版專業刊物、加強人材培養等等，做了非常大量的工作，讓千萬患者真真實實地感覺到來自上下各方的愛的溫度。

對罕病的愛，香港與內地有明顯的溫差。希望本地的管治者學習中央政府，逐步升溫，牽頭編織一張有溫度的「愛的網絡」。

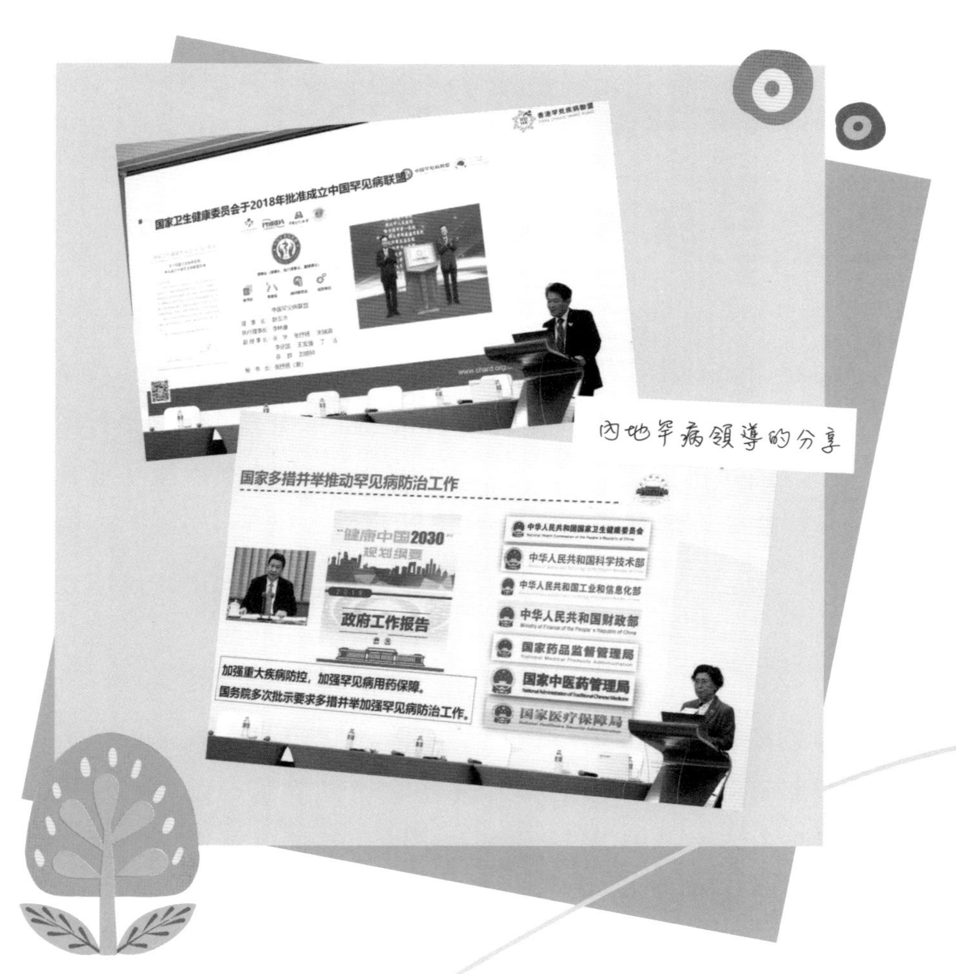
香港罕见病联盟
国家卫生健康委员会于2018年批准成立中国罕见病联盟
中国罕见病联盟
www.chard.org
国家多措并举推动罕见病防治工作
"健康中国2030"规划纲要
政府工作报告
加强重大疾病防控，加强罕见病用药保障。
国务院多次批示要求多措并举加强罕见病防治工作。
中华人民共和国国家卫生健康委员会
中华人民共和国科学技术部
中华人民共和国工业和信息化部
中华人民共和国财政部
Ministry of Finance of the People's Republic of China
国家药品监督管理局
National Medical Products Administration
国家中医药管理局
National Administration of Traditional Chinese Medicine
国家医疗保障局

内地罕病領導的分享

6.3 第三條路

罕盟理事　陳蔚斯

2023年11月，我有幸以香港罕見疾病聯盟（罕盟）理事身分，拜訪了香港大學深圳醫院（港深醫院），主要目的是參觀醫院的硬件設備，和了解內地的醫療系統，並探索該院能否彌補香港公營醫療服務的不足。

港深醫院

港深醫院位於深圳福田區，屬內地三甲級醫院，近年大力推動罕見病診治工作。該院除提供罕見骨骼疾病和神經肌肉疾病的診療服務外，今年更獲批成為深圳市罕見疾病臨床研究中心，並與北京協和醫院罕見疾病團隊共同合作，發展臨床診療項目。

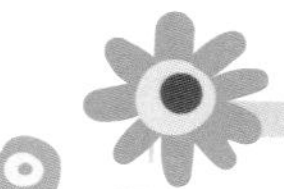

罕罕而談

內地醫院分級制

中國內地實行「三級六等」的醫療服務體系：醫院分為一、二、三級，而每級再細分為甲、乙兩等。

「三甲級醫院」屬於最高資質級別的醫院，提供最優質的醫療資源。這些醫院既向所在地區提供高水平的專科治療，也多承擔科研任務，是中國醫療發展的先鋒。

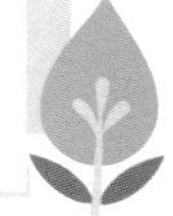

中西合璧

此行我參觀了藥劑部、門診部、兒童病房和復康中心。藥劑部提供中、西藥，中藥備有顆粒沖劑和已煎密封包裝，可配合速遞送到患者家中。西藥部設置智能配藥櫃，從識別藥盒、藥物上架到發配藥物，均由快而準的機械手負責。兒童病房環境寬敞，家屬可留宿照顧，每房均設有無障礙洗手間，有些病房附景觀開揚的露台。復康中心設有由香港引進的步行分析儀，還有功能性水療池，能針對性地協助患者治療。

港深醫院採用港式管理，以套餐式收費，求診者有明確的價格參考，心中較有預算。以膝關節更換手術為例，收費約為 2.8 萬元人民幣(香港私家醫院收費約 15 萬港元)。門診收費則為每次 100 元人民幣(未包藥費和檢查費)，主要透過網上或微信預約就診。

病友如不欲在港漫長地輪候專科門診服務，或可考慮到港深醫院。以神經內科檢查為例，預約後通常一星期內可進行檢查，一般檢查每項收費不超過 1,000 元人民幣，罕盟可協助轉介(查詢電話：5528-9600)；部分檢查如神經傳導檢查(NCV)、肌電圖(EMG)和腦電圖(EEG)更可安排即日完成。

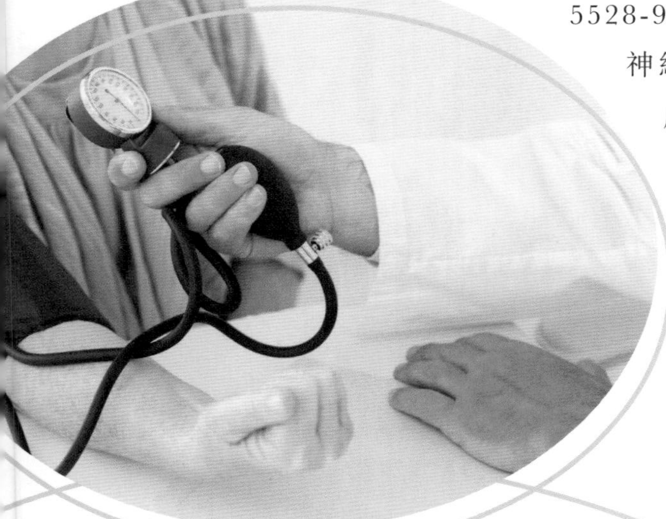

6.4 三方合作創四贏

香港結節性硬化症協會主席　阮佩玲

我在2016年有幸參與了「中國結節性硬化症研究與應用大會暨病友年會」，見識到病友組織如何邀請外國的頂尖醫生到內地講學和義診。於是我隨之仿傚，在2018年以「香港結節性硬化症協會」的名義籌款，然後邀請原定應邀到內地的美國腦神經內科教授，順道到香港講學和義診。那次中、港、美三方協作，達至多項共贏結果。

三方精英薈萃

在時任港大兒童及青少年科學系系主任陳志峯教授的帶領下，幾名本港的醫科學生需在美國專家到訪前熟讀患者的病歷，了解他們的問題和需要，並與美國專家一同義診。藉由與美國專家的交流，這些準醫生對結節性硬化症的認識和實戰經驗都大為加深，他們研究罕病的興趣也得到提升。時至今日，當年的醫科生都已成為了正式醫生。每當遇上醫學問題，他們仍會聯絡美國腎科專家，尋求真知灼見。

另一方面，義診讓美國專家可在短短數天內，接觸到多名中港兩地的病友和醫生，有效豐富了他們的診治經驗和促進專業交流。對中港兩地的病友組織而言，合作邀請外國專家，也是分擔所需經費、減輕籌募壓力的好方法。

集思廣益

除了跨國的會議交流，我也認知到國內和台灣乃至其他國家都正在實行跨專科綜合治療，以應對結節性硬化症的挑戰。經過近年我們和醫管局的不斷溝通，當局亦從善如流，開始研究跨專科綜合治療的可行性。

一人計短、二人計長，多個腦袋聚首一起一定更強。因此，我十分鼓勵香港的罕病組織多嘗試與境外專家聯絡交流，把好的管理方法引入香港，使罕病的管理一天比一天進步。

後記

「強人」們的故事

罕盟營運總監
何翠薇

我在2020年獲聘加入「香港罕見疾病聯盟」(罕盟),初心是為弱勢社群出一點力。但經過幾年的工作體驗,我才知道,原來不少病友和照顧者都是「強人」!

我第一個認識的「強人」就是罕盟會長曾建平先生,他是一名完全失去視力的罕病患者,卻獨具慧眼,看透了我喜歡嘗試新事物的性格,不斷給我新任務。其中一項大挑戰就是每星期提供一篇有字數限制、與罕見病相關和顯淺易懂的短文,供《東方日報》「罕罕而談」專欄刊登,為期一年,旨在提升公眾對罕見病的認知和關注。

除了行政統籌和聯絡協調工作外,我還要發掘題材、蒐集資料、約稿、編修及校對初稿,有時更充當代筆。面對如斯新挑戰,我就像一個蹣跚學步的嬰兒,內心充滿好奇,卻沒有十足的把握可以走到終點。幸好沿途有會長的信任與鼓勵、公關顧問的協助、協作伙伴的支持和多方持份者的配合,我總算是不負所托,完成任務。如今罕盟與「天窗出版社」合作，把幾十篇短文結集成書，由專業的編輯接捧，我這個業餘「初哥」可以鬆一口氣了。

在過去一年發掘寫作題材期間，我聽聞到不少罕病患者和照顧者的故事。當中有的自小患病要長期住院，最終被遺棄；有的身體機能日漸衰退，只剩幾根手指能動；有的到成年才發病，失去自理和工作能力後，配偶因承受不住壓力而離異；有的因疾病影響容貌，飽受歧視的目光；有的因無法負擔天價藥費，只能「望藥興嘆」；有的經歷病痛十多年，跑勻各個專科，接受無數檢測，也未能找出病因。

然而，即使面對疾病煎熬，這群罕病患者也不輕言放棄，他們各自設法尋找出路，以樂觀和積極的態度去迎難解困。被孤立、被遺棄的沒有自怨自艾，反而學會堅強獨立；活動能力有限的沒有自暴自棄，反而更加勤奮地完成學業並找到工作，自力更生；有藥無錢用的，就循不同途徑尋找藥物資助；在香港找不到有效療法的，便到境外求醫。他們千方百計，排除萬難，目的就是為了活得有尊嚴、有價值，更不希望成為家人或社會的負擔。

罕病患者的背後，還有一群不離不棄、勞苦功高的照顧者。為了照料病患的家人，有些照顧者需要辭別原來的工作，或是由全職轉為兼職；有些因為病患是家庭經濟支柱，故需由家庭主婦變為職業婦女；也有些為了爭取用藥而成立病人組織，向有關當局進行遊説和施壓。

能夠接觸到這些「強人」的故事，就是這份工作的最大回報。在此，我要向所有充滿鬥志、毅力和勇氣的罕病患者和照顧者致敬！

附錄

香港罕見疾病聯盟簡介

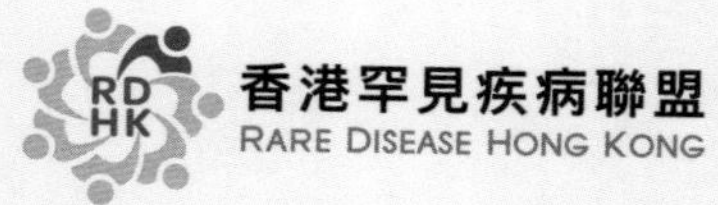

機構使命

機構使命：尊重差異、確保權利。

核心業務：政策倡導、提升認知、能力建設。

發展策略：廣結網絡、共謀協作。

管理哲學：善用資源、成效為本。

管治原則：開放透明、誠信問責。

工作目標

- 增加罕病患者及照顧者對疾病的認識，促進互助自助。
- 推動宣傳教育，增強社會對罕病群體的了解和支持。
- 倡議政府和相關機構制訂罕病政策，保障患者在醫療、復康、教育、福利及社會參與等方面的權利。
- 支持及協助與罕病有關的科學研究。
- 增進與罕病群體及關注者的交流和合作。
- 促進本地與世界各地罕病組織的溝通和合作。

如欲了解更多或支持我們的工作，請查閱官方網站(https://rdhk.org)，或掃描以下 QR code：

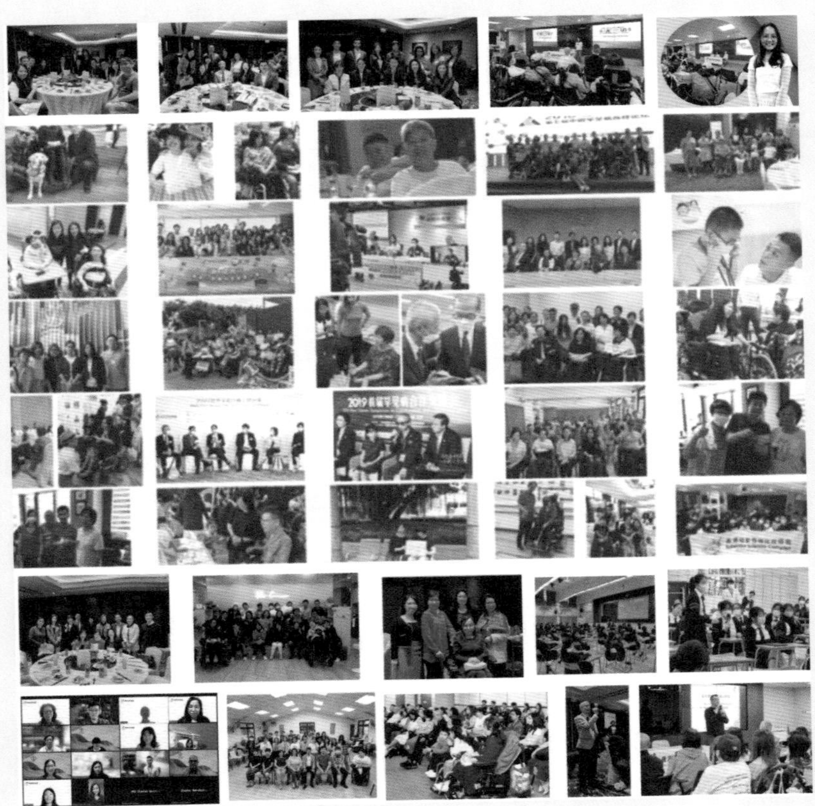

附錄

世界各地的罕見疾病政策

本書所援引的資料和對比，不少皆來自香港立法會秘書處資料便覽〈選定地方罕見疾病政策的補充資料〉(FS06/16-17)。資料便覽以表格方式，呈現了香港與台灣、日本、南韓、美國、歐盟、澳洲等地對罕病定義、醫療政策和法律框架的異同，是了解世界各地罕病政策的好幫手。

本書反覆出現了很多香港專有的罕病名詞、政策與機構，比如《藥物名冊》、安全網等，在這份資料中，我們都可找到其他地區和國家的對應項目，並比較香港的優勝劣敗之處。

舉例說，透過後頁的表格，我們可清楚得知，香港欠缺「指定罕見疾病藥物」的制度，我們沒有將藥物指定為「罕見疾病藥物」的準則，沒有提供財務誘因和協助來促進罕見疾病藥物的研發。相比之下，日本、南韓、美國、澳洲皆有對「罕見疾病藥物」的清晰準則，涵蓋其患者人數、藥物可替代性、科學理據等客觀指標，使得相關藥品定義有據可尋，減少因政策含糊對治療帶來的不確定性。

除了「罕見疾病藥物」的準則外，立法會資料亦探討了各地罕病藥物的定價機制，以及其他對罕病病人的支援措施。這有助我們查找香港的不足，並好好思考未來的政策方向。

詳細文件請閱覽香港立法會秘書處資料研究組網頁 https://www.legco.gov.hk/research-publications/chinese/1617fs06-supplementary-information-on-rare-disease-policies-in-selected-places-20170714-c.pdf，或掃描以下 QR code：

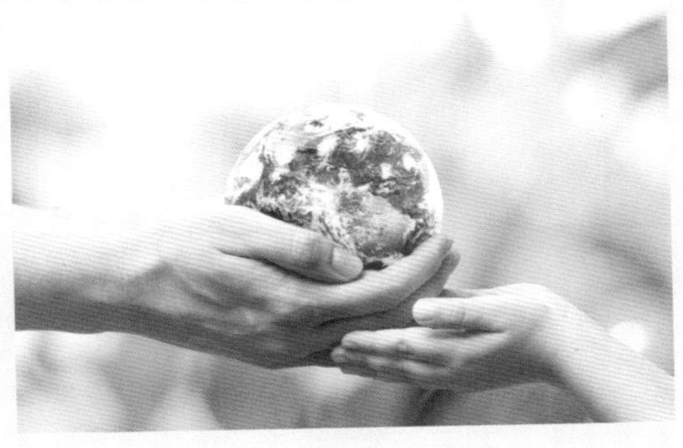

指定罕見疾病藥物的制度

	香港	日本	台灣
將某藥物指定為罕見疾病藥物的準則	• 並不適用因香港沒有指定罕見疾病藥物的制度。	• 有關藥物必須符合 3 項準則 :(a) 日本只有少於 5 萬名病人使用有關藥物；(b) 適用於治嚴重疾病，而且沒有替代藥物可供選擇；及 (c) 有科學理據支持需要研發該藥物。	• 該藥物主要適用於預防、診斷及治療指定的罕見疾病。

南韓	美國	歐洲聯盟	澳洲
• 該藥物必須符合以下準則 :(a) 該藥物所治療的疾病在南韓的患者數目為 2 萬人或以下；及 (b) 該疾病在南韓無藥可治或該藥物在安全或療效方面較現有替代藥物有顯着改進。	• 有關藥物主治的疾病 :(a) 在美國的患者少於 20 萬人；或 (b) 在美國的患者超過 20 萬人，但該藥物在美國的銷量不足以收回其研發成本。	• 該藥物擬治療的疾病屬致命疾病，而該疾病的患病率符合列為罕見疾病的準則；同時該疾病並無有效的治療方案。	• 有關準則包括 :(a) 該藥物擬治療、預防或診斷危及生命或令身體嚴重衰弱的病理情況；(b) 在 1 萬人當中，罹患該病理情況的人少於 5 人，或除非相關費用獲減免，否則供應該藥物並沒有商業價值；及 (c) 並無類似藥物已獲註冊，或該藥物較已註冊藥物的療效更顯着。

	香港	**日本**	**台灣**
提供財務誘因及協助，以促進罕見疾病藥物的研發工作	• 並不適用。	• 誘因包括財政資助 / 稅務寬免、為期 10 年的市場專賣權，以及精簡審批程序令藥物得以儘快推出市場。	• 誘因包括為期 10 年的市場專賣權，以及病人可提出專案申請，在指定罕見疾病藥物獲准推出市場前申請使用有關藥物並向當局申請發還購置藥物的費用。
指定罕見疾病藥物數目	• 並不適用。	• 318 項（截至 2015 年 5 月）	• 98 項（截至 2017 年 1 月）
獲准推出市場銷售的指定罕見疾病藥物數目	• 並不適用。	• 238 項（截至 2015 年 5 月）	• 並無相關資料。

南韓	美國	歐洲聯盟	澳洲
• 誘因包括減收有關研發藥物的申請費用，以及加快就批准在市場銷售該藥物的審批程序。	• 誘因包括財政資助／稅務減免、精簡審批程序令藥物得以儘快推出市場，以及為期 7 年的市場專賣權。	• 誘因包括為期 10 年的市場專賣權及減收向當局申請批准在市場銷售有關藥物的費用。	• 誘因包括免收藥物的申請、評估及註冊費用。
• 並無相關資料。	• 4171 項（截至 2017 年 6 月）	• 1805 項 (2000 年至 2016 年）	• 287 項 (1998 年至 2013 年）
• 341 項（截至 2016 年）	• 625 項（自 1983 年至今）	• 128 項 (2000 年至 2016 年）	• 144 項 (1998 年至 2013 年）

	香港	日本	台灣
向使用罕見疾病藥物的病人發還藥費	• 並不適用。儘管如此，香港政府向罹患6 項指定的溶小體儲積症的合資格患者提供 藥物資助。自 2017 年 8 月起，13 罹患陣發性夜間血紅素尿症的合資格患者會在關愛基金下獲提供藥物資助。	• 根據醫療保險制度，病人使用獲准在市場銷售的罕見疾病藥物可獲發還藥費。	• 病人可就使用經中央健康保險署批核的用藥清單上的罕見疾病藥物，申請發還藥費。 • 若在使用有關藥物前提出申請並獲批准，可就不在清單上的藥物申請發還藥費。
香港藥物資助計劃下現涵蓋/將涵蓋的 7 項不常見疾病	• 藥物資助計劃涵蓋上述 7 項 * 不常見疾病。	• 日本及台灣的指定罕見疾病藥物的制度均涵蓋全部 7 項不常見疾病。	

* 此為 2017 年的資料。欲查詢最新的香港罕見疾病藥物清單，歡迎瀏覽罕盟網頁 https://rdhk.org/others。

南韓	美國	歐洲聯盟	澳洲
• 若有關罕見疾病藥物獲列入南韓國民健康保險公團 (Korean National Health Insurance Service) 下的可獲發還藥費清單，病人可獲發還部分藥費。	• 藥費由 (a) 病人所參與的公營或私營保險計劃 承保；及 (b) 病人付出部分費用。	• 按照個別成員國的醫療融資制度及發還安排發還藥費予病人。	• 病人如符合特定臨床準則，以使用藥物福利計劃附表 (Pharmaceutical Benefits Scheme Schedule) 所列的罕見疾病藥物，可根據政府資助的藥物福利計劃 (Pharmaceutical Benefits Scheme) 獲發還部分藥費。
• 南韓、美國、歐盟及澳洲的指定罕見疾病藥物的制度均涵蓋全部 7 項不常見疾病。			

Health 32

罕見病．同理心

編著　香港罕見疾病聯盟
內容總監　曾玉英
責任編輯　Aaron To
書籍設計　Joyce Leung
圖片提供　小谷子、瑤瑤、iStock

出版　天窗出版社有限公司 Enrich Publishing Ltd.
發行　天窗出版社有限公司 Enrich Publishing Ltd.
香港九龍觀塘鴻圖道78號17樓A室
電話　(852) 2793 5678
傳真　(852) 2793 5030
網址　www.enrichculture.com
電郵　info@enrichculture.com
出版日期　2024年5月初版

定價　港幣 $138　新台幣 $690
國際書號　978-988-8853-21-2
圖書分類　(1)健康醫療　(2)生活百科

支持環保　此書紙張經無氯漂白及以北歐再生林木纖維製造，並採用環保油墨。